中國近現代頤養文獻彙刊·導引攝生專輯

第二十册

劉曉蕾 主編

身心强健秘訣
身心調和法
柔術入門

廣陵書社

身心强健秘訣

〔日〕藤田靈齋 原著 劉仁航 編譯

商務印書館 民國六年二月初版

郯縣劉仁航譯

身心強健秘訣

商務印書館出版

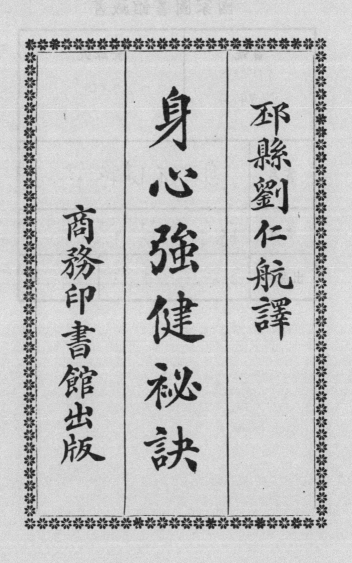

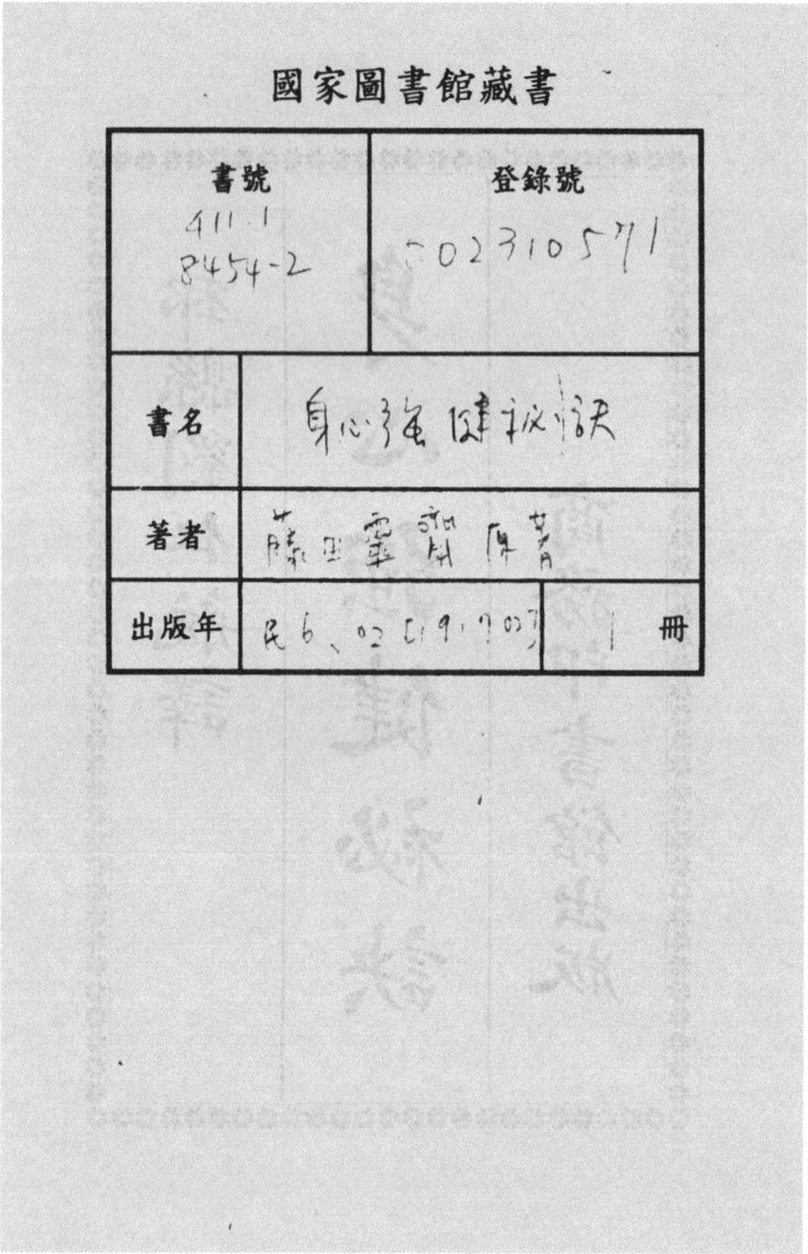

國家圖書館藏書

書號	登錄號
411.1 8454-2	002310571

書名	身心強健秘訣	
著者	藤田靈齋原著	
出版年	民6、02 [1917.02]	1 冊

身心強健祕訣序

吾人自投胎入世而具此有形之軀體無形之精神此身心二者若循天然之法則本自強健無病且即遇疾病而內部自有抵抗之能力也試觀動物大率野生者自長至老無有病患而家生者則否蓋一能循天然能抵抗而一則受豢於人不能循夫天然而抵抗之力弱也於物然於人何獨不然上古之人類皆壽至數百歲夭札者鮮其故何哉無他以其嗜欲淡競爭寡而能循天然之法則耳能盡其抵抗之力耳後世之人嗜欲日繁競爭日烈至於疾病叢生壽命日促此背違天然之法則失其固有之抵抗力而應受之罰也故疾病者罪惡也人類之不應疾病而疾病猶人類之不應犯罪而犯罪也賢哲之士憫人之犯罪而思有以救濟之與憫人之疾病而思所以救濟之其存心一也然於既犯罪而爲之祈禱於既罹病而爲之醫藥其操術非不仁獨奈此犯罪之人不因祈禱而減少罹病之人且隨醫藥之進步而益增何是則根本解決之道不容緩矣根本解決惟何亦曰率循天然之法則發揮身

心固有之抵抗力而已此其法我國道家最早創之所謂黃老之術盛行於上古之世及秦漢以後而日晦然互相傳授至於今未嘗絕也特未有科學之研究故世人視爲無足重輕耳日本藤田靈齋者少年患半身不遂症幾死修此術而獲愈且至今強健無病因以其術教人分初傳中傳奧傳三級劉子靈華既學於藤田取其初傳之身心調和法譯刊公世今復取其中傳之身心強健祕訣介紹於國人其中多引證羣籍附以己意與藤田氏之義互相發明劉子之用力可謂勤矣嘗試就其初傳中傳之界說論列之蓋初傳僅及身心之調和而中傳則由調和而進於強健者也其法仍不出呼吸與觀念二者初傳之致呼吸由調息而至靜呼吸爲止中傳則進至於體呼吸體呼吸者卽呼吸之息周遍全身能不由鼻孔出入而由皮膚之毛孔出入也初傳之致觀念僅視身體某部有病則把持一種觀念以治之中傳則由觀念而進爲固信爲確信確信之景象殆不易以文字形容蓋人能堅持一種觀念取一字或二字以代表之名爲公案於靜坐時以意置此公案於丹田中收視返聽

頻頻觀照勤修不已歷久長之歲月一旦丹田忽放光明此公案突然活躍於其中是即確信之謂也此體呼吸與確信非實地修證者不能領會之且必有聞此言以爲妄誕者然以余之實證信其決非誕妄下士聞道大笑之於道卒無纖毫之損也至於藤田氏之奧傳則不立文字祇憑親授蓋尤有進於是者藤田氏蓋有鑑於近世之宗教家僅顧精神不顧身體且其所信仰之神容有不盡合於眞理故原本道術融合科哲諸學創爲內外兼修身心交養之方法隱然以新宗敎家自命其願力至宏且大然而我國之道術蓋益遠矣

中華民國五年十二月武進蔣維喬敍於因是齋

身心强健祕訣目次

敍論

第一篇　理論

第一章　心身之研究

藤田式 身心強健祕訣

日本 藤田靈齋 原本
下邳 劉仁航靈華 述釋

敍論

一 人生幸福之眞義若何

有人焉。燕居華屋。食前方丈。羅綺盈前。財產充溢。然而身體虛弱。柴形骨立。面色枯白。心緒懊惱。日與病魔爲伍。妻孥則愁顏相侍。婢僕則藥鼎相隨。有客過訪。時聞嘆息之聲。居此境者。可謂幸福自由乎哉。至山村農夫。茅屋數椽。不蔽風雨。耕耘勞其手足。泥塗汚其體膚。寒披裋褐。飢餐麥飯。肉體雖勞。精神則逸。安樂壽考。終其天年。居此境者。雖無世俗之富貴榮華。實至樂之天民也。

故人生苦樂之分。幸福與否。不可但以外觀爲標準。要視其身心受用爲斷。夫靈妙勝境。何必淨土。身心康健。卽是天國。冥罰嚴譴。詎待地獄。癆瘵呻吟。斯乃天囚。洪範五福。一曰壽。二曰富。三曰康寧。六極。一曰凶短折。二曰疾。三曰憂。卽此義也。

夫吾人心緒苦樂與經營事業之消長爲正比例。身心爽快者。精神有餘。事業之成就必多。多病愁惱者自保性命之不遑。何克成事。更何有力輔助國家。裨補社會。不特此也。活潑強健之國民多一人。則國家健全分子卽增一分。窮愁瘝瘠之國民多一人。則國家生命潛力卽減一度。然則國民心身之苦樂強弱。直接關係於國本者。可不謂巨哉。苟無民。何有國。民既弱矣。國何由強。欲造成健全之國家。不可不先造成健全之國民。二十世紀列邦士夫所以兢兢於此也。

要之國之本在家。家之本在身。吾國民而無志於強國則已。若眞欲強吾國也。願稍安勿躁。宴坐靜心。暫置生龍活虎經天緯地之大事業。而試就管理整頓自己一身者。稍一研究之。邵康節詩。莫笑山翁拙於用也。能康濟自家身。袁枚詩曰。一身不自活。何以活斯民。蓋有味乎其言之也。

二　近世醫藥治病法之缺點

今之日日觸吾人眼簾者。新聞紙之半幅皆醫院藥物所充滿。某油補肝。某丸潤肺。某精健腦。連篇累牘。應接不暇。無不號爲健身強種之丹。延命益壽之術。不但此也。國家衞生法律之頒發。各市府警署。關於衞生法令之執行。若防疫。若製藥。若醫院法則。條敎詳密。皆良法美意也。則宜乎國民身體。日見強健。病人疾患。日見減少。而據最近統計所示。則適成反比例。（日本去年徵兵體格調査。近年國民體格較昔甚爲退步）而病人遞增之數。殆與醫院添設爲同一比例。其故何歟。凡此矛盾之點。至後章詳之。玆不贅述。蓋今日治病法之缺點。但知偏重物質方面。究不能達吾人養身却病之目的。此固一般醫學博士所不能爭者也。

三 近世衞生學之缺點

雖然。今不特醫藥學術進步而已。衞生學之書。亦日新月異。幾有汗牛充棟之觀。所臚列食物。若牛肉。若牛乳。若鷄子。若各種甘肥物品。其養分若何。化學原質若何。與胃液刺激消化之關係若何。衞生學大家。皆一一分析而實驗之。社會改良者。至取其所等分配合之模範食物。若者肉。若者魚。若者牛乳。朝午夕餐。分量各若干。製爲模型。陳列廣場。爲國民食物之標的。其用意亦可謂勤矣。

然近出衛生各書。其內容。大同小異。未免輾轉抄襲。或直譯他國人之著作。如餅瀉水。自甲器灌輸於乙器。而餅實無責任之可負焉。誠如所云。各種衛生方法。縱有實效。然實享其學術之利益者幾人哉。其中甘苦利弊若何。能以本身實驗證明之者。幾人哉。又不然者。或憑個人之臆想。漫然錄出。以其昏昏。使人昭昭。亦曰姑妄言之。姑妄聽之云爾。夫衛生者。非入乎耳。出乎口。說食之事。而腹心腸胃內實地受用之事也。今之抄食單以言衛生者。何以異是。

四　修身講義之教育

夫人非金石之軀。而血肉之軀也。以今日物質之盛。各學校功課之繁賾。學生自朝至暮。疲神於科學中。全身血輪腦汁。皆受極大之變動。如兵士之日臨大敵。除應付功課外。幾無恢復疲勞餘地。故關於精神修養方法。應如何涵養。如何力行。使沾其澤者如春雨膏物潛滋暗長獲有實益然今之教者則以采錄先哲格言或轉抄學案即已足用抑且授以尊嚴之經訓束以道德之規律取先賢名人已往之難行編訂講義文理完整首尾誦讀字句無訛謂此即修養之法入德之門比臨考試不過添作國文一篇此即今之修身教育也

夫人之精神有限終日奔命於乾燥無味之物質已如彼而重以道義高論縛以嚴格規律又如此而彼青年終日枯坐無復有修養精神舒暢性靈之天趣縱費二十餘年之歲月幸而學成身體損傷之徵一時未發於外而已槁木死灰成爲機械人格矣以如此人材而欲使其深入顯出處近世生殺劇烈場中能乎不能而況青年危險期鍛鍊尤難無怪乎各校之追悼會相續不絕也可勝歎哉（此就鄙人多年在學校身歷者言之）

五　今日修養法之缺點

今熱心敎育者知其然也乃汲汲研究補救之方法大抵所謂養成人才主義有三

道德主義以外。又有尚武主義。美育主義。頗足爲社會所注目。拳術也。劍術也。遊戲體操也。皆今所喧傳。夫尚武所以鍛鍊身體。爲軍國民時代所必需。美育所以涵養情操。陶冶德性。爲人格敎育之要具。是固然矣。雖然。常有體貌龐碩。而心力不免薄弱。情性平和。而志趣反流於卑劣者。以此而欲達完全人格之目的。其成效亦可見矣。

六　活修身敎育之切要

甚哉。化俗之難也。朱子曰。敎學者如扶醉人。扶得東來西又倒。我國人士。數十年前。但知敝精於八股試帖。足使士子龜腰駝背。而孰知今不數十稔。傾向科學。青年之嘔血傷腦。健忘失精者。已先後相望也。夫科學誠國脈民命。然要必賴健全之體軀。生龍活虎之精神。以運用之。而後科學爲有用。否則朝成學而夕死。亦何貴學矣。故示以精研科學之軌範者。科學敎師之責也。示以修養身體之趣。鍊氣養心之妙。以運用科學。鳶飛魚躍。活潑潑地。不知手之舞之足之蹈之者。訓育家之責也。其任。如何。亦曰修身而已矣。大學曰。自天子以至於庶人。壹是皆以修身爲本。此大學之道也。（大學之道經文一章博大精深必用最近精密之論理學精神學進化論切實證明貫通三代周易之旨匯通道家禪學及周官法制經濟方可問津異日當略述所知作爲大學大義以質諸知言者）

七　近世新修養之革命及趨勢

上述諸主義。非謂其全不可用也。謂不可專恃以爲用耳。謂不能根本解決。使人拔苦得樂耳。夫今世界物質壓迫之苦。不僅中國也。其在外國苦痛尤過於我。叫苦之聲尤高於我。於是應時而出者。不乏其人。在西歐有新柏拉圖之心靈學派。（日本帝國大學教授筧克彥氏。大鼓吹其說。）北歐有託爾斯泰之革心派。力主簡易生活。在北美者。大派有新瑜伽派。新思想派等。被其風者。皆如枯苗之慶甘露。暍熱之酌醴泉也。不佞異日當略介紹之以貢我國人。而今先就東隣修養界之有明效大驗者。介紹其一二焉。

日本維新以來。垂五十年。物質日盛。生活日艱。「文明苦痛」之呼聲日高。歐戰以前。

其士夫對於西歐之機械文化。已嘖有煩言。歐戰既起。西洋文明缺點畢露。於是日本亞化亞化之論。囂然塵上。余嘗接其士夫。察其輿論。大抵主張護國權致富強者。必精研西方物質文化。而同時求身心安慰之法。精神修養之術。則或取歐西修養法而調和之。若鈴木美山之倫是。或取古來修養法。而推陳出新。若岡田虎二郎。藤田靈齋之倫是。（鈴木美山所著健全之原理已由蔣君竹莊譯出名長壽哲學）以外各宗不下數十。皆各有獨到。以開二十世紀修養界之曙光者也。吾今先將所學於藤田靈齋氏者。為我國民一介紹之。

八　藤田靈齋之略史

藤田其姓。靈齋其名。所著書名曰心身強健之祕訣。曾由日本內閣總理大臣伯爵大隈重信。呈於日本天皇及皇后閱覽。藤田氏為養眞會會長。大隈為百歲會會長。二會有共同所出雜誌。以鼓吹其主義者。曰眞人雜誌。

一、方法　藤田氏之修養法。曰息心調和法。所云息者。氣息之意。言調和心氣之法也。其傳授程度。分初傳中傳奥傳三等。所云心身強健祕訣者。係中傳也。奥傳不輕傳授。亦無書籍。然余所見。受奥傳者已十人以上矣。

二、時間　每月二次常以月之八日及二十日之兩期每期五日。或朝或夜。一面講授。一面實習。

三、會員　老年中年幼年均有之。又有婦人修養會。小兒修養會。入其會者。又有實修會。每朝七時行之。又有心靈治病法。不用藥品。於午前行之。

其會員數目。自傳習以來。共敎授百餘次。(至民國四年十月爲第一百次)每次來習者多至百人。少或數人數十人。其弟子之數。可考而知矣。其地點在東京東南隅。近接郊外。風景清雅。宅居小坡。會場右面山林樹木菁葱。流泉灌注。一望而知爲隱士所居。

九　藤田與岡田

於東京北郭。有一大修養家。曰岡田虎二郎。弟子凡四五萬人。岡田在東京之北。而藤田在東京之南。岡田弟子。多學生商人。而藤田弟子。則政界名人頗不少。其與大隈提攜。足見一斑也。又岡田氏之修養法。爲坐忘。藤田氏之修養法。爲預期注意。岡田無言說。不著述。但以身示教。而藤田既手下筆爲書。繫以圖說。又刊眞人雜誌。復定期開講演會。岡田獨居本行寺內。迹類僧侶。藤田則頗與政界周旋。二人學說行徑。雖迥殊。然其銳利之頭腦。強幹之體魄。巖巖如山嶽。洋洋如流水。堅剛靈妙之精神。與上中下社會。以天樂妙趣。無論學界商界政界青年老者兒童婦女。皆沐其靈化。則一也。此二人之優劣難遽論。然南北二傑。旗鼓相當。有并驅中原之勢。雖謂爲宗教界之革新家。國民身心之改造家。二十世紀人格之進化家。殆不愧也。

岡田氏之學說。友人蔣竹莊所著因是子靜坐法。略示其一斑。吾於異日。當更介紹之。今先述藤田氏學說之大旨。

十　藤田與日相大隈

日本內閣。大隈重信伯爵者。亦今世之怪傑也。現七十九歲。跛一足。而尙未留鬚。彼雖在政界中心。從事治人事業。而於著書演說。亦常鼓吹修養。自治己身方法。蓋誠非舍己芸人者比矣。其序藤田氏書云。

吾輩以百二十五歲爲定命說。然非漫爲妄語。而有界說者也。其說伊何。即平常勿怠於心身鍛鍊是已。

世人常言。健全精神。宿於健全身體中。然健全精神。克造健全身體一語。尤爲確實。吾黨固信此言。故不曰身體鍛鍊。而曰身心鍛鍊。旣常用冷水摩擦、調息等法以鍛身。又用觀念信力以鍊心。蓋吾黨於身心二面同時鍛鍊。無稍怠者也。

藤田靈齋君之息心調和法。由余觀之。可謂科學組織之大成。若依其法。修鍊不怠。匪特心身強健。且可達修養極致。此皆非空論而事實也。人人由此行者皆得確效。吾輩稱述。非偶然阿好而已。

十一　藤田氏之言

藤田氏之書。中傳者。有心身強健祕訣。初傳者。有息心調和法。此外散見於眞人雜

誌者。往往而有茲編彙而述之。除據諸書報外。則於曩日得諸藤田口授者也。以下入藤田氏口氣遵照原書

藤田氏曰。凡非自己切實體驗有得者。不可爲眞確之信仰。不能爲眞實之受用。蓋感情不與理性一致。則不能發揮「確信力」故確乎不拔之信仰。必從己身丹田鍛鍊而出。是製造家而非販賣家也。

余之以此學提倡。貢獻於今日愁苦焦悶煩躁之社會者。蓋將以補充時勢之缺陷。雖不敢謂已臻圓滿。毋須後賢之訂正。然余之學術。決非餖飣家言。補綴而成。而徹始徹終。純由脚踏實地。修習而出。且至今已經數百人之實驗。其奏效已有確實證據。以有此二種歸納判定。故余敢斷言。今世上各種最良修養法。余之修養法。確可占其一部。無可疑也。

第一篇　理論

第一章　心身之研究

第一節　生物之實質研究

一　原形質之組織及種類

世上所有一切動植物。其本質皆由同等單細胞以成立。而其細胞。又由無數原形質以成立。生物之本質爲細胞。而細胞之根本原料。實原形質也。而此原形質之個體分子。至極微細。如用二千五百萬倍之顯微鏡視之。則見一粒原形質中約含分子二百萬個。其一分子中。又有八百八十二枚之元素。其比例如下。

400	310	120	50	10	1
炭素	水素	酸素	窒素	硫黃	燐

此六元素果如何化合而爲原形質乎。理化學家對此。有種種解釋。尚難言之。要由太陽化力而成者耳。然此說當否。其理太賾。姑不具論。

至原形質之種類。隨各元素化合法則。性質關係。及其組成之異。而原形質種類亦殊。匪特種類殊也。其質亦異。或爲固體。或成液體。因此之故。甲種原形質。不能造乙種之生物。又乙種之原形質。不能造甲種之生物。例如一爲貓體之細胞原形質者。不復能爲犬體細胞之原形質。而既爲犬細胞之原形質者。亦不復更爲貓細胞之原形質。準此公理。雖同一物質。一度既爲筋之原形質者。不復堪爲血肉脂肪矣。

二　原形質與他化合物之殊

夫原形質不過上述六種元素之化合。固已。然雖同爲化合物。而原形質中之化合物與其他化合物。根本迥異。其異維何。卽造他化合物之元素。不受外界刺激時。則不生變化。而造原形質之元素。雖不受他之刺激。而變化相續不絕也。例如水之成立。由酸素與水素。若不加他力。則永不分離。而此原形質之狀態。則刹那不停。且其自身內部。亦常起變化作用。夫此原形質。何故如此動作乎。蓋由其內部常有二種作用。刻刻與以變化之力故也。其作用維何。

一曰化合作用。 二曰分解作用。

化合作用者。常取外來新入元素。化合之而造新原形質。例如吾人吸食食物。而變爲血液。其在血液內滋養分。以生活需要之品物。供給滋補於細胞。細胞受其供給。遂成新原形質。此卽化合作用。

分解作用者。將已造成原形質之元素。分解而排除於外部。使匯歸於體中普通化合物儲蓄所。例如舊原形質之某部分。漸漸老廢崩壞。而入於血液中。血液受之運輸於肺臟。遂由呼吸作用。將此廢物原形質吐出體外。此卽分解作用。

以上二種作用。相續不絕。乃生物賴以保存生命之要件。若第一化合作用停止時。則生物卽死。若僅有第二分解作用時。則生理現象停止。而起酸化之物理現象。其體遂腐敗矣。生物所以能保持生命。全賴此二力。二力者。生物之所以爲生而不可。

一秒停者也

譯者按此不過就人體內原形質明新陳代謝之理。凡稍研究生物學者皆知之。而合以中國古說。則莊子所言吐故納新者。即此道耳。蓋天地之道。莫大於陰陽。陰陽者。蓋宇宙成化之二大法。陽以喻生新。陰以喻蛻故。不僅人身爲然。凡動物皆然。空中翼以飛。陸上蹄以行。水中鱗以游者。莫不皆然。不僅動物然。草木花菓。一切植物亦然。凡有生機其分子皆不絕吸新蛻故。抑不僅生物然也。即氣水土石金鐵無生物。亦有成壞聚散。如岸之崩。屋之頽。鐵石之腐朽。其顯著者也。即金剛之體。亦未嘗不因在空氣中而漸漸耗滅。特滄海桑田人壽至短其變也以漸人不覺耳。

總萬物公例。而立陰陽二大法。凡生者成者。喻之以陽。死者壞者。喻之以陰。此周易八卦之道。而古代道教大之用以化世。小之用以修身。（廣成子自言修身千二百歲）所謂乾坤坎離。丹汞鼎竈。或喻之以父母。或象之以夫妻。或示義於龍虎。或借譬於生剋。或纂成祕訣。或畫爲卦爻。令數千年學者。惝恍莫測。墮入五里霧中。愚者因而迷信。智者斥爲怪誕。而不知皆不考其本之誤也。總而言之。天地之道陰陽而已矣。生物之機新故而已矣。人身一小天地也。萬物一太極。一物亦一太極。故修身養生。講性者。第一須知鼎新革故。生生變易之理。小之一血輪一原形質。大之八萬四千毛孔。皆作如是觀。知身心刹那變化不停。生生不息之理。則一身生理化學之道得矣。而世界化工大化之道。亦可由此推識之矣。此學古代道教最精。惜今罕傳世。有志於長生久視之術。願以安樂壽考之眞幸福。光大革新我二十世紀之眞文化。以救今世三十一歲短折之凶者可以興矣。悠悠萬事生死爲大。幸勿忽焉。此眞實用主義實利主義樂利主義所謂古之學者爲己者也。亦何憚而不爲。此不佞因早歲多病。曾稍有志於此。異日當更引其緒以質諸好道者。

三　原形質與細胞之關係

吾人肉體。由無數細胞團體組織以成。其細胞又由無數原形質顆粒以成。故原形質爲細胞基礎。細胞又肉體之根本原料也。故有原形質而後有細胞。似原形質爲主。細胞爲客。然事實并不如是。乃細胞爲主位。原形質反居客位。其故維何。則以原形質在細胞內。不能離細胞而獨立自存。又若一旦細胞崩解分離。而原形質亦生命亦卽於此告終。蓋原形質之生命。全依細胞而保存者。由是知生物生命之根本。非原形質而細胞也。此細胞與吾人之關切。更須精密研究。今之學者所知。僅屬其一小部。本書無須詳考。故祇略述原形質與細胞之關係。次更舉此細胞之特質。

四　細胞之特質

據生物學家言。一切動植生物。皆有成長力與生殖力之二大特質。若動物。則更加運動力與感覺力。茲以次述之。

一、生長力者。乃原形質中之化合作用。較分解作用。兩抵有贏餘時。原形質因以加增。細胞因以加大。卽爲原形質之生長。

二、生殖力者。細胞中原形質增長至某程度時。原形質生活上。因生膨脹。遂由一細胞分裂爲二。卽原形質之成長。亦爲細胞之生殖。（按由此推之。身、家、國、皆含此理。）

三、運動力者。每一、細胞。各具、運、動、之、力。由科學上論之。此力爲自然界精力之變化。由複雜化合物分解以後。變爲簡單。卽複雜化合物中所含潛勢力。應時發現。而營運動作用耳。

四、感覺力者。雖單細胞動物。亦有恐怖喜怒等心理感情作用。此今世學者。實驗之定說也。

以上所舉生長力生殖力運動力感覺力等皆細胞之特質。爲今科學家從物質方面所證明。今雖未能詳說。要之不過六元素內所蓄之固有性質。遇化合時機而發現者耳。例如同一炭素。依組織方法不同。而或爲木炭或爲金剛石者。又如水素酸素。於平常狀態多爲氣體。然化爲水時。則此二元素。決無各別存在之現象也。

由上所述。僅據科學家物質方面。所研究之生理作用。夫偏於物質一面之研究。之說明。之斷定。固未能與哲學思想者以滿足之意義。然此非今所欲論。今所論者。但示肉體組織之根本原料。又明細胞之特質。與他化合物大異耳。餘詳下章。

第二節　生物之心理研究

一　動植物細胞之心理作用

近世學者多以心理作用由於神經及腦髓之運動。故神經腦髓複雜。則心理作用。强健完全。反是。若神經腦髓簡單者。其心理作用。薄弱而不完全。由此推之極下等之動物。與一切植物。全無神經腦髓。故有以爲此類生物。全無心理作用者。然此理解實大謬也。

法人畢耐氏。以甚強度之顯微鏡。視察吾人目力不能見之單細胞動物。其結果證明彼等微細么麽世界。亦有恐怖喜怒哀樂之情。由中發揮而不能自已。其亦有心理作用。毫無疑義。而是等單細胞動物。固不如吾人之有神經系及腦髓也。故知心理作用。決不待神經腦髓而始顯矣。

由上所證心理作用之有無。與神經腦髓并無關係。其事甚明。而於此生出一問題者。則彼植物類亦有心理作用否耶。若向日之葵隨日而移。含羞之葉觸人則合。彼等果有情耶。亦有心理作用。存乎其間耶。是則爲生物學上有趣之研究。與本書雖無直接之關係。然與後章論精神感應處足資證明。故略述之焉。

昔人雖以植物爲生物。而特不知其有心理作用。然今已知無神經腦髓之單細胞。亦有心理作用。則植物細胞。非全無心理作用。自可了然。然試於植物之生活狀態。精密觀察。則其種種感覺感情之現象。灼然可見。雖動作極微。難與人類及他動物之細胞。比較研究。而其心理作用。要素之存在。固確無疑義也。顧植物雖有心理作用。其活動微而不著。各細胞間聯絡。爲心理作用發生之要件。而植物不能。故視若無神經然。又其各細胞之心理作用。止活動於一細胞內。而不能顯現於全體。故無統一。無聯絡。常人遂不認爲有心理作用云爾。若動物比於植物。各細胞皆能聯絡。全體一致。自由運動活潑。故心理作用。人所共知。此其異也。

二　化學上心理性之證明

前既論定動植物細胞。皆有心理作用。然其作用。如何存於各細胞內乎。又如何產生者耶。此一大疑問。乃甚深哲學之中心點。非此一小册所及。然今且就現世物質學家。從理化學方面所證驗之心理性。一介紹之。物質學家之言曰。

世所謂心理性者。各物質元素中已含之。此無他。即元素固有之運動耳。今將其心理性狀態。說明如下。

植物常吸收空中炭酸氣。依日光之化力而化合之。爲植物體中原形質。當是時也。

其炭素酸素內。所潛伏之一種心理性質。卽可顯現。又動物食植物。而爲動物體之原形質時。其異於植物而潛在之心理性質。可以顯現。又動物之肉。被人所食。而爲人體原形質時。其異於動物而潛在之心理性質。可以顯現。而吾人當動作不息時。刹那刹那。吸新納故。當體中起分解作用時。其已有之原形質。逐漸朽故。逐漸蛻換。再成炭酸氣。吐出體外。又浮游於空中。功用旣成。恰如車輪回旋一周。人體中所顯之心理性質。又潛而不現。如此一切元素。隨所遇所合之物體。而成種種性質。然并非從外界忽受前此絕無之質點。不過夙昔潛在性質。偶遇適當之境。隨緣顯發已耳。例如千萬年常浮游空中之酸素。未嘗一度入於生物體內。然忽然有緣當遇。則此酸素本有之化合力。卽起運動。暫在生物體內。保其生命。此外出時。仍當與他酸素無少異。元素自體性質如此。此外別無所謂心理作用。特視爲元素自體潛勢力之發現可耳。

以上論物質元素心理作用之根源。下更述其運動之心理現象。

現在之心理現象。非主體獨立現象。但理化學上之附屬狀態耳。例如由肝臟分泌膽汁。由腦髓分泌思想感情是也。又吾人所有思想感情等心理作用。非就吾人運動而示其原因之關係。僅物理作用之結果。或其作用之附屬者耳。例如因汽車之進行而生轟轟之響。此轟轟者。與汽車進行之原因初無關係。特進行結果所表現者也。右自唯物的見解。所研究之心理性如此。至其論之當否如何。蓋一大問題。試更端考之。

三　對於理化學心理說之批評

科學者單由理化學方面。解釋細胞中之心理作用。以爲心理所起現象。但從其化合物及化合法。而將其內含之特性表現於外耳。意卽謂有一、定之化合物、及化合法。必起一、定之心理現象是已。恰如水素二酸素一。化合以後。必成爲水。以此足表水之特性也。

此論實有可批評之點。今稍引申本章問題爲數端。一、理化學者研究之當否。二、生物體之構造。三、生物之運動。四、生物之習性。就以上各端。分別研究之。

（甲）理化學者心理性研究法之謬

理化學者之研究客觀研究也。客觀研究者。於一物外觀之色。量。形體。分子。及結成分子勢力之種類。凡所研究。不能出此。然心理性者屬物之內部。故從此諸外部研究。是爲無的放矢。用力雖勤。無有是處。

然吾人之研究物體內部也。亦并無他物可爲資藉。仍憑自己之心耳。蓋入我意識。始知內界也。然於此又當知者。吾人於此內界。究何所見。必先有無數感情思想紛然而起。而此感情思想者。於腦髓神經有莫大之關係。不可分離。神經腦髓。又有二作用。一曰化合作用。二曰分解作用。凡吾人心理作用。皆由此二種作用爲基礎。以發生種種現象。然則凡有現象。仍不過想像上之事。以云確實證明外物之眞相。尚未可必耳。

要之理化學現象上。任何研究。其範圍僅屬外部。與內部心理。終如風馬牛不相及也。心理之事。仍須讓之內部研究耳。

(乙)生物體之組織不可僅視爲化合物

物質學者。於凡有生物。皆視作化合物。以其化合性爲本。舉一切生物所有現象。謂悉可由此說明之。此大謬也。

試就吾人本身肉體以觀。雖極細微之一部。而巧妙實有可驚。骨也。筋也。毛髮也。指爪也。以至耳目口鼻心肝脾胃臟腑脈絡。在在皆爲絕妙機械。實有不可思議者。夫以此完全有機作用。但目爲元素之偶然化合。實不思甚矣。更有須知者。此生物體所以構造之具。并無構造之原料。而僅有思想意識。此思想意識者。固非物質。而心靈也。故生物體構造。與其謂由元素之化合。毋寧謂由精神作用之爲得矣。

(丙)生物體之統一

如前言。每一生物。有數千萬無量細胞。細胞中有無量億原形質之顆粒。此無量之細胞及原形質顆粒。一面爲公共全體上之生存利益。而各營動作。一面生物全體。又爲各部分利益上交互輔助。聯絡動作。公同一致。恰如國民分子。有擁護國家政府之責。而國家政府。亦衞護其國民分子者然。試舉一例。當細胞集合而造種種物質時。其細胞數之比例。必適合其度。而無一毫之可增減。如須造目。則須有適合於目之諸細胞。無有贅疣亦無缺凹。推之耳鼻各部皆然。若一旦身體某部受傷。失其肌膚血肉則其附近各部細胞。必迅速如量輸送補充。儼如軍隊臨敵奮鬬之餘行列或缺。隨時補充。以保守固有之統系。不容稍亂者。

此類現象。於下等生物爲尤著。若蝦。若蟹。若蝸牛等其四肢一部。若見傷於外界。則近處細胞不久必調集補充。旋復其舊而新手新足出見。以滑稽妙趣觀察。殆有化身千萬之能。若非經實驗。幾難徵信。凡此生生不已。往來不窮。奇妙特甚。若但以元素化合作用一語了之。強用單純理化學語。該括一切。究未達滿足之域也。

由此以觀。各細胞者。非但獨立單體。而營心理作用。蓋通全體。而具統一觀念者也。

恰如一巨大工程。職工千百各執藝事各遵其一定之模型。以供天職。又若從軍甲士。一舉一動皆依軍紀命令。規律整齊。秩然不亂。全體學之靈妙。實可驚歎。若以人工一手一足之烈比之。究不可擬也。

如上所述。生物生活作用已超絕理化學的物質作用惟強名之爲心理的或心靈的作用庶較確耳。

（丁）生物習慣之性質

生物在於地面。若植物則應其土田地質而生活隨之變化。若昆蟲類。則應氣候時節遷移地點。而形體性質因之變化。凡此皆圖生活之便利。由其習慣之特性然也。然此特性。至高等動物爲尤著。人類則更發揮盡致。一切學術事業要由此習慣而引伸發達者也。而其法則。不獨學藝事業爲然。卽人體內生理亦然。例如腦髓各部。各爲分業運動。然有時其一部受傷。而不能執業。則他部分細胞須代爲勤務。此卽細胞更易新習慣之實例矣。

如前述。動物植物。常隨外界境地。而養成新習慣性者。此習慣性。不但外表。其體內細胞。原形質之化學作用。分解作用。一切、細微、部分。無不、生起、變化。終致、肉體、全部、組織、亦、隨、而、大、變、焉。夫此、習慣、性、變化、力、之、偉大、如此。屬於、物理、乎。抑屬於、心理、乎。蓋心理、者耳。卽由。種。種。經。驗。避。與。己。不。適。之。點。而。漸。求。與。己。適。合。之。道。終。養。成。新。習。慣。性。凡。此。取。舍。選。擇。之。意。識。要。不。外。心。理。作。用。由、此、觀、之。凡、生、物、之、化、學、作、用。概、屬、心、理、作、用。其、事、甚、明、矣。

按此理極深賾有味。惟研究天演學生物學者知之。所謂適合於己者。名曰「體合。」

（戊）生物之根本要素者心靈也

百年前之理化學者多應用理化學以研究生物。而謂物理界與生物界有絕大關係。依此方法。亦有許多難題。因以解決。然今以公平之眼觀之。彼等所發見者。仍未、達於根本問題。而屬於枝葉一面。僅得其外表。而尚未及於內部也。蓋彼從唯物上說明者。固斷斷不能於物之根本積極建設上。得其窔奧。故任如何分析化驗。無能入於心理之底蘊。故大哲如斯賓塞氏費五十餘年之精力。欲以理化學原則。解釋萬有之旨趣。孳孳矻矻。直至暮齒。方恍然平生之全誤。觀彼最後出版之綜合哲學。卽自白其最後主張。於生平思想上。生絕大變化。而不主以理化學說明生物之理矣。

故至今日。凡習生物學者。皆知物理心理二面考究。以完全說明之。此近今多數學者所注意也。生物心理方面既明。故曰「生物之根本要素非物質而心靈也」此言爲近世最進步之學說世界所公認矣。

雖然。此僅就物心二面爲公平之論耳。至二者之根本關係如何。今尚爲極奧祕之藏。無人能窺也。（本章學案應用汲由理克氏之新進化論）

第二章　精神與肉體之關係　精神影響於肉體之偉力

一　緒言

宇宙間有不可思議之妙理焉。即一切生物。其心理性與物理性。有密切關係。而不可分。是以常識度之。心與身體顯然兩事。然精密研究離肉體則心無活用之具。失其心靈則塊然肉體。亦不能獨起作用。故二者蓋如車之兩輪鳥之雙翼相待爲用不可須臾離者也

然肉體者。可以目視。可以手觸。故人知之也易。即如肉體小至如細胞中原形質。尙可用強度顯微鏡。窺其動作。唯至於心。心不見心。無形無像無方無體。任用何術。終在惝怳迷離之中。而未可揭以示人使之共喻。以此之故。有形與無形。物質與非物質。兩性質全爲反對。殆有難視爲一體者矣。

如是心身二者。既非異體。又非同體。故自昔東西哲學家。於心身之存在與其關係。或以爲二元。或以爲一元。或謂二元一如。或主唯心。或主唯物。或主心身一如。諸說聚訟。紛如牛毛。費盡思索。莫知所趨。此則千古疑案。亦非吾人今日一二言所可決

也。

譯者按今西人亦漸研究心學。特其所研究。多仍用研究物理機械之規則。以此而欲考研心靈之全體大用。終有望洋之歎。夫識心學須求諸佛門內典所言心量之廣大精妙。以華嚴爲最。讀者其有意乎。

然若不理哲學上之亂絲。而但憑實驗與觀察。則研究亦殊不難。可用簡易方法解決。其法先於心身之動作狀態。分別研究。更以此方針。著著觀測。將心身二者關係之狀態。發現而記述之。此二者之中。若肉體及於精神之影響。世所共知。殆無庸論列。今特就精神影響於肉體者。表示其感應力之偉大焉。畧述如左。

二　實例

(甲)精神力與消化作用

吾人日常飲食。其消化作用。皆胃腸之職。固也。實則不僅胃腸肉體作用。而更須助以精神作用。蓋感情之苦樂舒悶。實與胃液消化力以莫大之變動。消化機能之活潑與遲鈍。全依感情之態度爲轉移。心境爽快之時。麥飯豆粥。其甘如飴。否則玉粒珍羞食不下咽。江文通恨賦。所謂置酒欲飲。悲來塡膺是矣。而其甚者。心緒憂惱。數日之間。食慾爲之銳減。徵諸婦女。殊數見不鮮。此可知感情左右胃腸之力矣。以夙所聞畧述數例。

一　岩下茂長翁之草食

岩下茂長翁者。一溫良恭儉之學者也。其幼時曾爲有名之草食。草食者。日本熊本國之俗。所謂豪傑饌也。其法。於吾人常食中。滴醬油若干。隨取地上草類碎之略短。使沾醬油。任意取食。恰與馬牛食路畔青草無異。氏少時蓋以此食爲美品者也。不但此也。氏又嘗食各蟲。若多足蟲。若毛蟲。蛇類。蝶類。皆其嗜好品。有時並所塗之灰塵。鯨吞直嚥。其食品如此亂暴無序。然向未因之致病。

譯者按生物學家言人類本動物耳。故人類生活狀態。卽用動物生活法例之。此論詳於拙著樂天却病法第二卷內。至此節藤田所舉食品事。以余所見所聞。其例亦多。余三四歲。初能記憶時。有山東人李姓者。止余家。家有馬蜂窠。渠攫取其蜂。去螫尾而食之以爲常。又聞粵俗壯士以蛇與貓肉同食。謂食龍虎肉。又余所識有湖北五當山一道人。以其母亡、、、數年不火食。常食樹葉。又嘗見一人執桑葉而食之。據言、已十二年不火食矣。凡此之類。皆由習慣。惟衆人同此習慣。則莫或驚。有少數特別習慣。則咸駭異耳。

二　食活動物之人

千葉縣千葉郡大和田町。有江野澤治助者。所遇蟲類。無論毛蟲裸蟲乃至毒蟲。無不以充食餌。其人更能取活蛇而嚙其頭。曾於余面前食兜蟹。（日本蟹之一種。甲堅而有長尾。大者長二三尺。）其頰有斑。問之。則因昔者於筐中滿盛活蟹而食。爲一蟹所傷者。據彼所評定食物。蓋無口味優劣之殊。遇則食之。亦可想見古代原人之生活矣。江野今六十餘。不知病作何解。地方有傳染病時。常被傭爲工。糞掃汚穢所謂黴菌之窟穴。彼皆奮手足之烈以攖之於消毒處所安然而進飲食永無感染霍亂赤痢之事。聞者莫不驚歎焉。

三　三四閱月不食之人

一日不再食則飢。人之情也。故昔者孔子與其徒厄於陳蔡。絕糧七日。從者莫興。以子路之賢。而慍見於色。蓋食之於人大矣。然而世有一種拒食之精神病者。雖經一月二月以至三四月之久。全然絕食。其氣色無少衰憊。此皆非普通生理學所能說明也。最近腦病院中。有琦玉縣某婦人。其情人已遠適中國。思念不置。誓於神而絕粒至四十餘日。其精神亦不衰弱。院主不得已。乃以橡皮管由鼻腔輸送食物於胃中。

譯者按吾人平常多三食。而修道習仙者。過午不食。以頤身心。又鍊氣者。常經若干日不食。殊無所苦。前報載非洲一黑人。悶於煤堆中十二日未食。出而無恙。北美印度各處。頗有人經一二月不食者。於生理并無害。京西五台山洞中有坐禪經年。并不飲食者。凡此原由。蓋與動物蛙蛇魚類冬蟄之理有關。亦可謂有趣味之研究也。

據佛祖道影載天台十一祖國清物外尊者。姓楊氏。閩之侯官人。久從廣修尊者傳止觀。且說且行。唐大中末歲歉。跏趺一室。妙入正定。謂弟子曰。汝若不死。至五穀登時。可擊磬引我出。越歲餘。弟子如所教。遂從定起。

上述食蟲之人。經歲月餘不食之人。驟聞可驚。然實無特奇之理。乃其精神主觀之特異耳。如嗜蟲之人。其主觀心理。確信蟲為美味。絕食之人。自信身體決無衰弱之

患由堅固之精神而轉移肉體致來生理之異狀耳

（乙）精神及於血液循環之影響

吾人平時悲哀驚恐等情發於心時。體中血行之度。因而大變。現於顏色。此人所共知者也。然此血液循環之理。若以爲但由心臟伸縮之器械的運動。又或謂但由血管內陰陽壓力差度而起者。皆大誤也。實則此等器械。所以能合併運動者。其根元。尙有重大原力在。

原力維何。自血管之擴張神經。收縮神經。運動神經。以及全體億萬微細神經之中樞系統。主宰之者。實爲精神。精神者。實操肉體血行之全權。血行之良否。全視精神力爲左右者也。

今欲示精神與血行之關係。以實例明之。試於吾人皮膚某部附以寒冷冰塊。此時局部之神經末梢。必卽以此感覺。傳達於中央政府之神經中樞。政府得此報告。乃知外敵來襲。而講防禦之策。先命擴張神經。盛輸血液。以增溫度。與冷威對抗。調節體温。以是之故。發血甚多。對抗既久。耗血亦夥。蓄他方血液。一時奉檄徵調。注集於此方。抗禦敵人。他方之防禦力。因以薄弱。不敷分配。遂使身體全部之體温失其調和。而致生活上之障害。於是生理變動。取各自防守汎地主義。爲與前相反之動作。擴張神經停止。代以收縮神經。原來冷却部分。血液之輸送停止矣。以此結果。前血液盛集時。皮膚現赤色。及血液輸送少時。爲貧血蒼白之色。冬季外出冒寒者。顏色初則紅赤。後則蒼白。卽此理也。若此蒼白之處。竟不能恢復常態。其一部皮膚。遂成壞疽。而生死肌矣。此一部分生死。雖非精神之本意。然爲顧全大局。不得不犧牲一部。亦可謂知大計者也。

以上爲吾人所屢驗無奇。卽此可證明精神主持血液循環之能力也。

夫精神主持血液。非但人體外部而已。內部亦然。試虛靜凝神。而注意於體內之一部。若手若足。若某部。任意注以心力。而作血液凝集之觀念。則其心力所注之部。血液必多。有志斯道者。可實驗而知之也。

(丙)精神作用與傳染病之關係

世所知傳染病。由黴菌作用而起。似與精神無何等關係。而實不然。蓋其關係。異常嚴密。人若精神堅固不搖時。血液循環旺盛。黴菌自無蕃殖之餘地。體內細胞活動力強。抵抗力猛。若肺、胃、腸。皆有殺菌能力。而不許其生存。然若精神衰弱時。恐怖黴菌之念盛。血液循環遲鈍。細胞活動力減。雖極少之黴菌。來侵身體各部。已有不戰自潰。望風解甲之勢。遂致自樹降旗。爲黴菌所征服矣。左舉精神、強弱、與黴菌、消長、之實例。

一 飲霍亂黴菌而無病之實例

考卜者。德名醫也。今所稱傳染霍亂(虎列拉)黴菌。卽考卜氏所發見。當考卜氏初發見時。有一衞生大家。曰擺登考愛。任德國民府大學教授。爲擺登助手者。曰翁美里。俱反對考卜氏說。不認黴菌爲傳染霍亂之物。彼此激論。擺登與翁美里爲切實證明故。遂取考卜所培養黴菌。和以清水。一飲而盡。一時之人。多爲驚惶。而二人竟無恙。今自考卜氏以來。世人於霍亂黴菌爲霍亂病源。若飲之者。必致傳染。已經共見共聞。毫無疑義。然當其初發明時。卽有及身實證不傳染之事。此無他。攞翁二氏以堅確之信心。強固之精神。如山岳之不可搖。雷霆之不可犯。元氣充足。血行旺盛。黴菌一入其胃中。卽遭撲滅。無生活之餘地。何論繁殖。蓋非黴菌不能傳染。直不能犯精神強固之人耳。

譯者按自衛生學醫藥學盛行。而病者日多。證諸中外統計表。成爲公例。鄙人研究衛生學時。初而信。繼而疑。何疑乎。衛生學言黴菌繁殖。一點鐘加一倍。以幾何級數增加。如一二四八十六。若人於一點鐘時。吸一黴菌於腹。經二十四時。則可繁殖至一千六百餘萬。故致人於死甚易。而黴菌者。其體極小。一立方寸之黴塵。不知所含若干萬數。故人有一口之痰。可吐出黴菌三百萬。準此以論。黴菌之數多。瀰漫世界。無可防禦也如此。而繁殖力之足以害人又如此。信如斯也。人與微生物爭戰之結果。人類久將澌滅以盡。尙復能生存於天地間哉。且信如衛生家言。吾人無日不在黴菌之重圍。居四面楚歌之中。故號稱新學衛生家者。日居淨室。服美衣。御珍饌。晝夜隄防。如臨大敵。殆不敢越雷池一步。仍時懼病魔之侵入。然吾嘗散步時。見街旁之清道夫。運垃圾箱者。掃糞廁者。灌園者。皆手治穢惡。世世以此爲業。惡其衣服。非其飲食卑其宮室雖禹王之胼手胝足殆不是過然而彼未曾知黴菌之害亦并未聞黴菌之名其身體壯悍多力老頑不死彼所遇黴菌之衆誠使今之衛生家當其役不過數分時必不能堪而彼固茫乎無覺安之若素則又何也將毋衛生學之公例有時而不信與不然若而人者獨非父母所生血肉之軀哉

吾友西醫黃子靜者英國醫學士也常爲予言西人好講衛生實則西人體質抵抗疾病之強力遠出中國人下觀其平日安居美食身體碩大有似康強然一經病疫襲之不久已樹降旗嗒然若喪遂殞其命初無抵抗之力而華人不然雖起居飲食防疫之法不若西人之兢兢然其體中對於病菌有抵抗之習慣力常能至數月數年數十年病竟不能傷之此亦東西民族生理習慣相異之點研究醫學生理者所不可不知也

由此言之則人體中本有抵抗黴菌之天性常鍛鍊此習慣如軍人之上操則臨礮火而不懼足收殺敵致果追奔逐北之效若但養尊處優將佚卒嬉歌舞昇平一旦有變士不知兵其亡可立而待也一國之生存有然一人之生存亦有然願治生者熟思鄙言若欲證明此理非精研天演學不可拙著樂天却病法第二卷剖析此義甚悉可取參觀

二 因疑心而罹霍亂之實例

前述擺氏翁氏以因信力飲霍亂黴菌而無病而有與此正反對者即某氏因疑心

霍亂徽菌之故。而致病是。據心理學家言。一熱心研究心理學者。向法庭乞一死囚。置淨室中。此室預施消毒劑。毫無黴菌。乃向囚人曰。此室向爲劇烈霍亂病者所居。昨夜又一人新死此室中。故徽菌充滿。殊可恐怖。君今居此。其善防之。如此頻頻與以恐怖之暗示。一二日後。囚人果病霍亂而死。

由上二例。足徵疾病之原。多自中出。非自外入也。

(丁)精神自造病根

精神與病之關係。詳於次章。今就自身精神。製造疾病根源者。舉其實例。

一　因氣管支出血而驚駭瀕死

余先年曾遇一趣事。某日有人持知友介紹書來。云爲肺病危篤。欲用心靈療法。余答翌日午后往診。病者見余。數數述其危險之狀。並言四五日前。痰中帶血。其病勢遂急轉直下。以淪今日之危境。醫咸束手。然余視其全體。並不見重症徵候。反覆審查。始知其血痰者。非由肺部而出。乃因急劇之咳嗽。氣管支受傷而咯血耳。余乃先說明其事實。更善加溫慰。並示以心理與病理之關係。彼遂於是日離病床。翌日卽瘳。

二　見胃病之人而罹瘧疾

琦玉縣下南琦玉郡久喜町。有宇賀氏者。其姊某。朝入鎮守社行參詣禮。時有與同入參之病婦。目陷而背隆起。氣息奄奄殆無生氣。因自揣此人當病瘧。瘧性能傳染。殊爲可怖。倉遽歸里。歸後不久感寒熱。是夜卽臥床不起。遂成眞瘧。逾四五日。偶聞人述向所晤之病者。卽居其鄰村。係久病胃。非瘧也。其婦人之寒熱。不久亦瘳。

三　因恐怖罹疱瘡而死

上言杯弓蛇影致病之例。非惟東洋有之。西洋亦然。英國某都會有一乞者。攜兒行乞。見二貴婦乘馬過。遮止之。乞施與。婦人不應。乞者大怒。忿然投其兒車上曰。此兒疱瘡甚盛。請受之。車內兩婦大驚戰慄。其一婦遂罹疱瘡。竟死。然乞者所投兒。實非患疱瘡也。

四　犬嚙之傷由精神力而愈

松岡君者。大阪辯護士也。爲本修養會大阪支會之評議員。殊熱心於修養之研究。昨冬腕爲犬所嚙。君用觀念力凝注之。竟愈。其實驗談。曾發布於大阪會講席。而揭載於養眞會雜誌。茲述之。

僕於前月二十六日。爲犬所嚙。痛甚。家人請醫勸藥之聲騷然。余皆止之。常疑精神之及於身體。究竟如何。正欲藉以實驗。不假藥力。僅施繃帶。自然調養。卽由丹田充滿氣力。作此觀想。今此毒血。已代以新血矣。腫痛已消矣。一切平復。如此凝神注之。果覺腫漸輕。痛漸減。此後五日。大概全愈。

按、此類事往往有之。咸豐亂時。鄉人有癖雅片而掠於賊者。歷數月逸歸。家人問訊。具述奔逃狀。驚喜若狂。忽有問者。君數月來。烟癮何如矣。其人忽四支痿憊。嗒然若喪。又某甲。邑武孝廉也。夙有烏獲之號。春日鄉人角力。立一木椿。甲試之。竟不得拔。乃歸家。著科場武士冠服出。氣象威猛。直前拔而擲之。又人方盛怒奮鬬時。身受之創。並未嘗痛。兵家常能以少擊衆。皆利用此一刹那之奇氣也。

五　因觀念作用而指腫

心理學書有一例。某女富於慈愛。其子有時插指於扉。殊狂呼。其母見之。覺己指亦同時插入者然。而其指部旋見紫色腫起。

六　因觀念作用而治軟骨瘤

本養眞會會員高森氏之女子。十歲。其右手生軟骨瘤。醫言必須剖而治之。未應也。近用精神力凝集法。竟消除之。其隆起部漸小。殆不可見矣。

譯者按吾鄉有所謂氣補法者。治刀傷等奇驗。其法遇人某部爲刀兵所傷。毫不用藥。術者向空滿吸氣一口。對傷處猛吹之。連吹數次。即不出血。不久亦平復。俗人驚以爲神。蓋亦藉外界觀念凝集之力耳。友人宿遷某君能之。

又由此悟俗傳持咒釘蠍。治瘋犬咬方。皆奇驗。蓋亦精神凝集力之類耶。抑咒印之力。倘別有不可思議耶。

七　由精神觀念而治愈倒睫

福田氏者。大阪豪商也。其女因近年競學故。身體寖弱。生種種難症。熱心本會息心調和修養法。病根盡拔。惟自幼時右眼簾有倒睫病。每月必就眼科醫治。本年五月。不得已。將以外科手術除之。余聞之曰。吾人肉體。本自然生存之理法。而倒睫者。反乎自然理法者也。又吾人體內。幾分缺陷處。皆自然理法運動遲鈍。致不自然者得蟠踞其中。喧賓奪主。今若依此修養法。令本體生理。遵自然法而盛行活動。其克除此等違反自然之障害。可預決也。卽勸以此法修養。拔其倒睫。使勿再生。其女頗篤遵行。經二三月。全然奏效。

（戊）精神化合而生物質之實例

吾人精神。非僅與肉體以組織之變化而已。每精神起變化時。隨行變化之度。而產生化學物質。蓋精神實可製造物質矣。左示美國心理學實驗大家愛爾馬凱氏實驗之例。

愛爾馬凱氏。美國華盛頓城大學教授也。其所發表有一題。曰感情之化合物者。報告如下。

取正滿將溢之水瓶一。置腕上。以全神集注於腕。身不稍動。使血液集注此處。逾時。筋肉漸膨脹。瓶水因之溢出。爱爾馬凱教授。每日以一定時間爲此。繼續實驗。爱氏之腕。其容積力量。顯然增大。使他人試爲之。結果皆同。

又開諦教授。亦用此實驗。知心力集注之處。則血液集注。血液集注之部分。必組織強固。筋肉膨脹焉。

譯者按因心理精神而變其血液、皮膚、筋肉、體力、性情、諸事。其例極多。其事亦甚有趣味。其理爲天演學、生理、心理、心靈、哲學、宗教上、最大之問題。不佞往者深有味乎此。略一述之。曷觀演戲者乎。同一人也。此劇爲生丑。彼劇爲淨旦。而其人全體狀態。截然不同。常人。不識者。斷不悟其爲一人之幻化也。　十年前有與吾同學者。某君。心力頗弱。體亦柔脆。初有志陸軍。予心易之。巳而相見。精神、體格、儼然一威猛軍人矣。凡此皆由精神、時常集中注意而盡變其形體之鐵證也。日本之俗。青年期學生。有苦體弱者。則入軍營爲兵。爲兵二年后。身體、生極大之變化。世以此爲衛生之良法云。　精神習慣之足以改變身體如此。非獨於人爲然也。若動物其例尤著。家犬之與狼。家鷄之與野鷄。家兎之與野兎。推之若馬若牛若猪若狗等。皆無不有家野之分。自動物學觀之。皆積久人爲馴習變化。遂致變其種耳迨既變以後。遂覺身體性情截然不同若絕無關係者而不知其始固未嘗異也豈惟動物變化然哉。凡百學術文化。亦莫不皆然。以至國家之興亡。種族之優劣。均準此例。日本某校長常懇切告余曰。鄙人深望貴國人士勉勵根本學術刷新國民俗尙敝國五十年前與貴國情形殆無不同者今僅數十年間事耳　嗚呼。老氏有言治大國若烹小鮮。未通治身之學者固未足與言治國也而貿貿者猶妄論天下事。囂囂然號於人曰。吾欲云云。哀哉。

愛爾馬凱氏。又爲諸種實驗。知因吾人心理狀態變動而所出之汗液。其性質亦異。如忿怒時所出之汗。與悲哀時所出之汗。顏色不同。云云。

不但汗之液體有變化也。吾人呼出氣體。亦因時而變化不同。

愛氏取一冰冷之實驗管。自吹平常氣息於中。所結之露。爲無色透明液體。然使憤怒時。吹氣於此中。經五分時之久。管中所結之露。則爲有色沈澱物。此有色沈澱物者。卽吾人憤怒心情所凝結之化學成分也。

愛爾馬凱氏。更用此法爲種種感情試驗。其得各種感情所生化學物質。略如下表。

怒情感者。化生鳶色物質。

悲情感者。化生灰白色物質。

悔恨情感者。化生石竹色物質。

其他種種情感者。化生種種物質。

由此試驗。與前汗之試驗結果。綜核之則知吾人心理變化時。剎那剎那。有與相應之化學物質分泌於體外也。

譯者按此言吾人心理與生理之關係。由心理變動。致體中氣體液體。化合而生新物質。夫人體中不外氣體液體固體之類。而固體卽氣體液體之凝集者耳。氣體液體既可變化。則固體亦可變化明矣。所謂卽心理變化而生氣體液體新物質者。中國書言物理者亦有之。記某書言。人心動時先凝爲水。心慕物涎出。心悲物淚出。心愧物汗出云云。涎淚汗三者。其化學成分不同明矣。然未若佛經之尤精也。楞嚴經第八卷云。衆生因諸愛染發起妄情。情積不休能生愛水。是故衆生心憶珍羞口中水出。心憶前人或憐或恨目中淚盈。貪求財寶心中發涎舉體光潤。心着行淫男女二根自然流液。諸愛雖別流結是同。又言心想醋味口中涎出。心想登高足心酸起。又言是故世界因動有聲。因聲有色。因色有香。因香有觸。因觸有味云云。由是言之。凡心念一動。雖在極微氣體液體。亦必生極微之變化。特其變甚微。吾人常不能見。遂忽略耳。

又心氣一動。即生物質者。更有一實驗之例。近世物質進化。刑法改良。凡關於證據調查之法。無不備。於殺人案內。不知兇手爲誰氏。則將被殺者之眼。用攝影術攝之。加以放大。則可得死者眼中最后之印象。蓋被殺時感情極烈。印象必確。此死者之目。必注意殺者之面。而兇手面貌之小影。即深印於死者眼簾。不可復退。此用攝影術攝死者之眼。則兇手原像。可以返射而得之。此亦絕妙之法也。此節往者得自何書。猝不記憶。書此以爲諸實驗家佐證焉。

關於此類研究。愛爾馬凱以外。有心理學名家亞蘭慕苦林氏。氏著一書。名曰「正思與邪思」中載開替教授之言曰。

凡各動物心象活動。同時即於其身體內起一定化學的變化。及一定解剖的構造。故吾人之心。當分泌排泄物時。亦起一定化學的變化。而心之活動時。時與體中各部。以化學及解剖變化之影響。依此例故。凡生理疾病。皆可視作一種心理狀態。因之一切疾病。皆可用心理醫之。

開替教授之實驗研究。較愛爾馬凱氏。更進一步。蓋愛氏所驗。僅得各種感情殊異時。所化之各種質與色。而開替氏所驗。更足考感情化物之能力焉。法以甲怒時所呼出爲色物質。貯藏之以注射於乙身或其他動物。則感此怒質者。於精神生劇烈之反動。勃然怒發。

又以嫉妒感情化生之物質。注射於豚鼠之身。逾數分時卽死去。據各種試驗結果。吾人所發出憎惡感情。銷耗精力最多。此種感情所分泌之化合物。至爲複雜。其物質內所含毒素亦烈。一時間強大憎惡感情所分泌毒質。若注人身，可斃八十人之多云。

靈齋云。世人往往觸大蛇或某種動物毒氣而死者。吾人所常聞。此卽彼動物忿怒一念。衝人精神之虛耳。　又婦人乳兒。若値其母感情激變時。幼兒食其乳。往往致病。其故亦由母乳。因感情而化生毒素也。

譯者按世傳劍仙俠客。能不用刀兵。於百步之外。致人於死。曩常以爲誕。由此理推之。蓋亦事實可信者矣。少林拳術宗派。有澄遠禪師者。稱技法神手。能於百步之內。令敵傾跌。莫能起立。人以爲神功所致。師自言此由平日精修純鍊得來。比工夫圓滿。則神乎非神乎。自己亦莫測其妙。蓋以三十年鍊一印掌。初則懸薄板於壁。卯午酉三時。頻頻運掌心印擊之。久則去板。置有聲之物（如鼓鑼等）於夾壁中。習之如前。久則掌力印處。物爲之應而有聲。如是由近而遠。十年。則尋丈內外。人亦覺痛苦。則氣功神矣。迨至勤修再二十年。雖百步內。人亦立足不住。似不謂之神。而不得然。實由平日精神積累而來。吾釋神通廣大。無量無邊。區區末技。又何神之足云。特患世人不勤苦精恆以求之耳。吾實不敢以神功欺後人。效譽江湖遊技之所爲也。禪師偈云。

工夫精處莫可言。可言之術皆蹄筌。能於生死參解脫。佛法廣大正無邊。

澄遠禪師推至佛境處。常人固猝難理會。而積誠所至。竟於百步外却敵。則精神能力偉大可驚。幷足與今西人所實驗互相證明。推之李廣射虎於北平而中石沒羽。生公說法於虎邱而頑石點頭。皆所謂誠心金石開也。悠悠宇宙。瀰漫六合。只此一物。顧用之如何耳。學者苟以此致思。無所不至矣。何憂乎區區一身疾病哉。

右所舉開替氏研究之要點。知吾人所起憎惡、嫉妒、悲憂、憤怒、悔恨等各種感情。可生各種特異之物質。從體分泌於外。此分泌物。有時因感情之異。而含毒素。此實驗出。不但證明心物二者。有密接不離之關係。於吾人平素所主張之「精神變化物質。又產出物質者」皆可徵實。愈知憤怒悲哀等感情足直接害於肉體。而為致病之根原矣。爰更擴充是例。以供研究。

(己)精神能變化肉體主宰生死

有精神病之人。因火星之飛來。觸於己身之觀念。體中一部。因起火傷。是由觀念一動。致肉體起種種變化也。故若感情激動太甚時。雖無病健全之人可立致死亡。反是。利用此感情觀念為快樂預期之暗示。如百二十五歲主唱者。我等百歲會長大隈伯所主張。其理固信而有徵也。此指蔭田氏與大隈所共組織之百歲會也又俄國亦有此會鄙人亦此會會員然鄙人所主不定百二十五歲而主本無生死及伍廷芳氏生死自由說者也

精神主宰生死之實例

一、日俄戰爭時。予所知之某新婚少年夫婦。其夫應徵赴敵。於旅順港陣亡。訃音一至新婦之耳。新婦登時卒厥而死。一家盡驚。延醫診之已無及矣。

二、又七八年前。勸業債劵發行時。有住居淺草附近一老嫗。舉生平所儲金全數購債劵一紙。翌年抽籤。老嫗所購之劵。得千元重酬。老嫗聞此喜報。忽而驚遽氣絕。醫生來視。終致不救。此事揭載於新聞。人盡知之。蓋悲喜至極。激動內臟。均可令身體組織。生大變動。甚至於壞裂而死也。

譯者按三國志華陀傳有一郡守病。陀以爲其人盛怒則差。乃多受其貨而不加治。無何棄去。留書罵之。郡守果大怒。令人追捉殺陀。郡守子知之。屬使勿逐。守瞋恚既甚。吐黑血數升而愈。

又相傳某少年新登第者。居京師。志驕氣滿。一日覺心中稍不快。叩某名醫之門。醫診已。告之曰。君病入心肺。雖有和緩。無能爲也。雖然。籍貫何省。告以中州。醫曰。距京尚不甚遙。星夜命駕。或可抵家。一見骨肉耳。少年曰。若余病不死者。君當奈何。曰。余誓不復懸壺長安市矣。少年嗒然若喪。草草別友人。馳歸家中。逾數日。竟無恙。久之。復返京。質諸醫。大怒將訟之。醫者曰。君感我再生之恩。尚不知耶。少年請其故。醫曰。君前次來時。以喜氣浮漲。心肺大損。將破裂。當死。惟有用恐怖法。使氣收斂下沈。幸得保命耳。故以危語命君急歸。此卽續命回生湯也。何復相訟。少年乃大悟。

此其治法。與華陀合。所謂心病還須心醫是也。

前述二例。皆感情極端激動之結果。遂使人一時陷於危險之地。然有與此反對之例。迷信之人因流俗常疑於某年月日。爲其先親亡故之日。而自疑當死。而有宗教正當信仰者。則以頑強信力自持。謂斷斷不死。乃果遂其生。又有瀕死之人。雖命已垂危。而必待遠道親愛之人。來一會者。此常人所數見不鮮者也。（此例爲余所親身實驗者）

精神變化肉體之實例

一、爲紙製之蝶而氣絕　友人某。爲余述其隣兒者。年七歲。最畏蝶。有時聞父母之命。頑強不服。則一持蝶示之。卽慄然意下。奉命唯謹。一日兒又惡作劇。不順親教。欲有以威之。取橱內紙製之蝶一二枚。遽投之。兒絕叫驚泣。俄泣聲止。視之已絕息矣。家人大驚。速延醫來。施以人工呼吸法。治獲甦。然其身爲蝶所觸處。已變成紫黑色矣。

譯者按此類事往往有之。常有少年作鬼戲。因而失神破膽。致病瘋狂者。又凡兒童之情。對於各種動物。

每有所畏。其所畏大小不等。余少時畏馬蜂。若頑梗時。先母一呼馬蜂來。則不敢動。又畏蛇。詢之他人。或畏蝦蟆。或畏蚯蚓。或畏龜鼈之類。大抵由其形殊異。不常見。故足駭怪。又或因其有毒也。

二、與漆樹結兄弟　友人某之弟。性易感漆毒。一見新木器之塗漆者。體卽發痒。稍觸手則全身生粟粒。比粟粒破。若生癩然。幼時屢治不效。常苦之。至十八歲。偶聞人言。若與漆樹結爲兄弟者。此病可解。遂諾之。一日攜餅酒。詣一漆樹下。酹酒樹根而祝曰。漆樹漆樹。吾今後願與君約爲兄弟。敬致君酒一杯。君其幸受。次酌一杯自飲以酬之。手撫漆樹者三。更祝以他辭而去。此舉殆爲一時無聊之計。然此後見漆遂不復畏而相忘矣。此人今年三十六歲。現住東京青山。

譯者按驗方新編。所列夜行無恐之方。於手中書我是鬼三字。卽遇鬼亦無恐也。亦其類歟。

三、觸紙煙而身腫　某家有一婢。畏毛蟲。見之則戰慄。有與惡作劇者。當婢過庭前時。從其身後。於棒端置紙煙捲一枚。遽呼曰。大毛蟲至矣。急投其襟底。婢茫然不知所措。狂叫一聲而倒。前視之。紙煙觸處。肌已赤腫矣。某大驚。附其耳邊而實告之曰。

前言戲之耳。實非毛蟲。而紙煙一捲也。遂取以示之者再三。始敢仰視。既知非蟲。逾二三分時。其腫亦消。

四、手探湯而無傷　下總國、千葉郡。地名千城。有林君者。素修道。能以手置沸湯中。一日余於友人所遇之。或謂林曰。聞君有絕技。能探湯不傷。可請一試否。林笑而不言。口誦眞言。手結九字印。逾十分時。卽以左手入火爐沸湯中。徐徐引出。一座盡驚。據林言。苟能如法行之。決無失敗。然要在固信也。但吾人以理解之。眞言九字印。不過助其堅固信仰力。凝集注意力之方便。實仍其一己之信仰力、精神力耳。卽精神靈動影響及於他體。他體物質。應其強弱之度。或至全被壓伏而服從其命令也。

譯者按。此類事余親見之。又此理漸漸入於心靈界較深之事。非一二語可解。拙著樂天却病法卷一。論之頗詳。日本古屋鐵石氏所著宗教上奇蹟一書。又漢書及歷代史中方術列傳。均可參觀焉。

五、七十三歲老媼可生乳汁　日本報知新聞云。羣馬縣羣馬郡古卷村。齋藤品造四十三歲之老母。名御作者。年已七十三歲。自昨年來。兩乳充溢。喧傳遠近。記者特詣古卷村訪之。據媼自述云。吾孫名阿兔者。次男源吉之遺腹子也。次男既亡。其母舍之而返其母家。余不得已。日抱之。哺以牛乳。鄉中購乳不便。遂於三七二十一日。運一心不亂之信力。至前年十一月。於身中忽生出多量之乳汁。以哺吾孫阿兔。今阿兔已三歲。頗強健也。談次。頗欣欣自得。亦可謂至誠感通。不可思議者矣。

譯者按由此例之古史類此甚多所謂城崩杞婦之哭竹染湘妃之淚者殆有由歟

第三章　強健與疾病

第一節　強健論

一　緒言

宇宙悠悠。萬象森列。其數無限。吾人以渺小之躬。寄託於此。以云靈妙。比諸造化所鼓萬類。殆亦無足稱異者。然遠姑不論。卽人體一端。而欲窮其微妙。亦不可思議也。一髮之細毛。如何而成縷。一舌之細胞。如何而活動。雖大哲學家。常苦無可置對。然較而論之。凡吾人身體組織。其奇妙不可思議之作用。要不外爲適於自己之生存。

故欲保全其生存。不可不強健其體格。欲強健其體格。不可不先除體內之障害。故凡足以禦侮之抵抗力。不可不具於以成此巧妙之組織也。夫一己何爲而生存。身體何爲而宜強健乎。此乃宇宙自然大法。蓋四時行。百物生。物生不已。天地所以成其化也。故生機暢遂。天地自然之妙機。而吾人之身卽一小天地。亦自然與天地之化機相應。精而論之。雖一爪之細。一毛之微。其系統皆由大化一定規律而不可忽。然則吾人體內。其巧妙組織之情狀如何。試研究之。

二 血液之效用

生理學家言。人身全體血液重量。壯年者約當體量十三分之一。卽由四千二三百克(法國衡名卽克蘭姆之略稱每一克合中國庫平二分六釐八毫)至五千克。此血液中有無數血球。血球極小。一粟粒之血塊中。細胞數約五百萬。則人身全體所含細胞。其數之鉅可想見矣。此無數血細胞。各爲一獨立小生活體。由肺輸送酸素。

若水類液體。若蛋白質。若其他滋養分等。皆賴細胞以分途輸送之。又可殺滅病菌。對抗外敵。凡此供吾人全身之營養。退治病菌。而爲無病健全之人者。皆賴細胞之力。今就其補給營養。退治病菌之效畧述之。

(甲)供給養分於身體全部。爲造身體諸部分之基本材料。　凡血液中所含有者。其礦物質造骨。蛋白質造筋肉。周循全身而造凡百機關。又一方面能將體內老廢物取出。由呼吸作用。及他排泄機能。除於體外。新陳代謝。刹那不停。蓋血液者。實吾人肉體營養官能之中心也。

(乙)以酸素供給組織　血液既於肉體起分解作用。又以酸素與組織。乃血液所最要任務。刻不稍休。卽吾人所賴以生者也。若此供給一旦中止時。吾人生活卽告終矣。

(丙)撲殺病菌　血液中有血清與白血球二者。專任驅逐病菌之役。血清者。乃澄液中透明淡黃色之液。此液體對於病菌。防禦撲滅。非常有力。名曰血清之殺菌力。

白血球者。乃白色球狀細胞。較赤血球稍大。此血球能變種種形體。爲種種運動。運動之狀。恰如原生動物之阿米巴。故稱之曰阿米巴運動。白血球亦深入於黴菌體內而蠶食之。以抵抗其他動物所加於人之障害。名曰細胞蠶食力。此種細胞與黴菌爭戰之狀。用顯微鏡窺之。頗饒興趣。

昔莊子標齊物之旨。而言有國於蝸之左角者。曰觸氏。有國於蝸之右角者。曰蠻氏。蠻觸二國相戰。伏尸百萬。流血千里。時人多以爲寓言。然今徵之生物實驗而益信。方黴菌入於體內也。白血球直前食之。一與黴菌遇。或食其頭。或噉其足。黴菌有時脫陣而逃。徵求援兵。返身再戰。希保其種族之蕃殖。當是時也。廣集魔軍。帶甲百萬欲與白血球一決勝負。並著薄膜之鎧甲。以防白血球之猛擊。是時白血球亦嚴陣以待之。並預備一種毒素。臨陣時分泌毒氣。以殺敵鋒。儼如今歐戰所用之毒彈也。此戰爭之勝敗。即吾人生死關頭。間不容髮。其最後勝負如何。一視血球製造之多寡。或動力之強弱。及循環系之良否而定。嗟乎。吾人身體中日日動天下之兵雷轟電激而吾人不自知也蓋吾人生存。不僅賴營養之力。以維持治安。又賴防備。以殺敵氛。巴苦的利亞也病菌也。對此魔軍。時須撲滅之而後可安枕。雖然此並不足畏也。吾人體內。有先天賦與之能力。故常可弭患無形。伏莽絕迹。聲色不動。四境肅清。蓋有天然自衛自愈之力。所謂代償機能者是也。

三　自然愈病力與代償機能

生物體內自然愈病之事甚多。特人多忽而不察耳。吾人體內起障害。或由外部病菌來襲。或受創傷時。則血液循環。組織生活。爲之起反應作用。調劑燮理於無形。不識不知。其病自愈。復其故常。是謂生物自然愈病之力。此力甚爲強大。被結核菌侵入之部分。可以此力將病原體全部滅殺。又若不治之癌腫。亦可於組織中。檢出其變性吸收而全愈之痕迹。至他種病原體。亦於其潛伏組織內時爲無形撲滅。且不但足靖內亂而已。人體內有時從外部觸犯毒質、毒氣、毒水等。雖入體中。亦可使營中和作用。以漸排泄。或破壞之。遏抑之。就地堵截。而免其傳播。凡此等形跡。皆由解剖學所確示者也。

代償機能者。若內臟、器官等一部受損傷時。其傷部不久可再生新物質。若不能再生。則他臟器官可攝行其職務。此名代償機能。亦不外自然愈病作用也。

四　消化機能之一部

吾人日常食物時。先入於口中。以齒嚼之。混合以適量之唾液。其難化者。皆溶化之。將澱粉質之若干分變爲糖類。更由舌及兩頰之筋肉作用。合力而輸送於口蓋與舌間。更閉其唇。以舌向後壓。其喉間懸垂部分。隔塞上方鼻道之呼吸管。以防食物混入鼻內。食物乃由此直入喉頭。又於此有會厭軟骨。閉喉頭之口。以防飲食物入氣管。而直送於食道中。食道管內面。有輪狀之筋肉。其狀如波紋。段段逼縮。送至於胃。此波狀運動。名曰蠕動。

食物至胃時。胃液盛行分泌。胃壁筋肉。又起蠕動。與食物混合。是時胃液(百布聖)變不溶解性之蛋白質。而爲溶解性之蛋白質。(百布頓)於是乃可吸收於體內各部。化爲血液。以榮養全身。

食物既於胃中營消化作用。遂與消化液全然相混。變爲強粘酸性之稀糜粥狀。是時幽門之括約筋稍稍弛放而移送於十二指腸。此幽門之筋纖維。殊爲肥大。故若有消化不良之食物者。不能過入於腸也。

五　皮膚及他部運動

皮膚之職。雖僅蔽覆肉體外部。然其功用。實不止此。如調節體溫。尤爲其極大作用。若遇天氣溫度驟降。一時體溫有減少之處。則由內部輸送溫血於外部。而內部溫度。仍不爲減。此由皮膚有機筋之收縮作用。而血管亦同時收縮。使內部之血運行節約故也。又遇外氣溫度上昇時。內部驟感炎熱。須防體溫上騰。此時脈管乃爲弛張。使血液多運行於外表。散其積熱。凡皮膚曝於日光。紅暈發汗。皆此作用也。要之。皮膚不但調節體溫。且可於溫氣放散之度。爲之進退加減。恰如運河之有閘也。此外如吾人一毛一髮。職位雖卑。然在吾身。恪各負重大之任務。而盡其天職。蓋造物神工實不可思議也。如此吾人肉體。乃一巧妙機器。有天然不可思議之能力。爲靈奇之動作。日月星辰健運於天上。五臟六腑不息於體中。無言而化。無爲而成。鳥自飛也。獸自走也。魚自游也。無有不安。無有所缺。天性則然也。

吾人身體天然構造之完備如此。遵天然之軌道。運一定之法則。無病長樂。行健不息。內足自衞。外足禦侮。其抵抗力頑強。其防禦線嚴整。蓋完全無缺至美極妙之大機器。莫吾人若。而所謂疾病者。何自來乎。

雖然。曷觀於戰乎。常有堅甲利兵而委於敵手者。有憑臨天險而忽焉陷落者。蓋城非不高。池非不深。兵革非不堅利。而訓練不精。修繕無方。未能操必勝之劵也。治生亦然。先天之賦與雖健。而人爲保養失調。亦足致病。故常有夙負體魄強毅形貌魁碩之夫。而五日寒疾不汗。亡也忽焉。或血液循環極佳之人。一旦蒙精神大激動。而組織忽生意外變化。致自然妙機天賦能力。悉失其效用。此所以病弱之人多。強健之人少也。對於此點。應加慎重研究。以貢於國民。試於次節詳述之。

第二節　疾病論

一　何謂疾病

夫疾病者。果何物乎。先不可不調查其致病之因。據今日病理學所言。疾病者。健康之反對。而吾人肉體組織內。細胞生活之異常現象耳。卽因某種病原而組織（細胞）之構造。其形體發生變化狀態。其成分亦生化學變化。其結果體內起機能變化。以此之故。組織（細胞）之營養與機能。生異常現象。或增而爲贅疣。或減而爲虧損。致其人生不快苦痛之感覺。輕則衰弱。重則死亡。此卽所謂疾病者是也。然於此當更進而研究者。所謂細胞生活之異常現象者。以何因而致此乎。卽病原者。由何而起乎。今日醫學所見之病原。與吾人所研究。頗有不同之點。而爲治病上之大問題。其影響殊大。以下就二方面之病原說。比較論之。

二　今日醫學上之病原說

凡致病原因。大率有二。卽內因外因是也。

內因一名素因。爲素易生病之體質。卽對於外因。其抵抗力甚弱。此素因有先天、後天、全體、局部、及特異質、免役質等之殊。然今不必詳論。外因指外界偶發事物。足害體內健康之事。更區爲絕對病因、相對病因。關於此有宜論及者。述其梗概如左。

(甲)器械原因　若創傷、打撲、銃創、震盪、壓迫、等以器械原因故。致體內組織損傷。遂成種種疾病。若因傷致命。亦往往有之。

(乙)物理學原因　若氣候之變異。驟熱乍寒。若電氣、風、火、等超越常度。致血液變化。血行阻害。而肉體因受損傷者。

(丙)化學原因　某種物質。於人體內可起化學變化作用。致生障害者。若接觸種種毒質。及中毒作用而受傷。皆是。

(丁)寄生體原因　有一種寄生物。寄生人體內外。食其養分。致人受虧損。若寄生內臟之寄生蟲。寄生皮膚之關足蟲。又原蟲分裂菌(巴苦的利亞)等。此幺麽微生物寄生人體可起疱瘡、淋疾、腥紅熱、實扶的里、(喉痧)腸窒扶斯(傷寒)百日咳、流行性感冒、結核病、梅毒、癩病、等。凡此諸病皆原因於諸黴菌者也。

(戊)部分發病之影響　此謂因一種病而惹起他種病也。病原之在人體。恆先起於一部。旋蔓延於他部。馴致全體受其響應。各機能爲之障害。歷時不能鎮定。此皆部分發病之影響也。

如前所述。醫學上所謂疾病之原因。大抵先由體內組織之不完全。於是外部病種。乘勢侵入。下以表示之。　就體弱易病者爲例。

內因	先天	生前受者。
	後天	生後受者。
	局部	限於一官能一支體。如目疾是。
	全體	涉及全身。如虛弱是。
	特異質	如某人秋間易受瘧疾是。

病原
- 免役質　如某人向不害眼是。
- 外因
  - 器械原因。
  - 物理原因。
  - 化學原因。
  - 寄生體原因。
  - 部分發病影響。

三　吾人所主張之病原說

今日醫學家言。具如上述。然在吾人精神學上。固絕對否認其說者也。以此之故。關於疾病上所論生活體內之變化組織機能之異狀。僅可謂由肉體與外部之關係而來。於某種疾病。或可認爲由物質病原而成。而於體內精神界心靈界。實風馬牛不相及者也。然吾人精神與肉體之關係如何。其實驗。其原理。於上章已述之。讀者對於精神主宰肉體之偉力。殆可確信。故於此處之病原論。自當以精神方面爲主。

而肉體方面爲客也。

曾見修養叢書中載有一節。文奧而意新。與吾人今日所主張之理暗合。茲引用之以爲本論之前提。

古之聖醫。善療人心。凡所致病。皆心爲本。調養失宜。風寒所感。酒色所傷。七情六慾生於內。陰陽二氣攻其外。是謂病從心生。疾攻害體。今就人所易見易知者論之。人心思火。久則體熱。人心思冰。久則體寒。悚則髮豎。驚則汗出。懼則肉顫。愧則面赤。悲則淚生。慌則心跳。怒則痳痹。酸則垂涎。臭則嘔吐。言喜則笑。言哀則哭。笑則態姸。哭則容媸。又如日間所見。夜則成夢。馳思所結。夜則囈語。凡此之故。皆緣心生。故太白眞人曰。欲治其疾。先治其心。

凡所論病原生於心意之理。發於古初。乃與最近學者所發明。異口同音。若相唱和。然近儒斯靈伯爾氏有言。「疾患者。外觀雖發於身體。而究其原因由精神所發生之疾患。其數幷不讓形體上之疾患」此語也。誠可代表現世思潮之一端。而所論

精神與病理之關係固與古人所論呼吸相通也

譯者按藤田所據古書義甚精。而日本所謂修養古書者。類皆我國道家古訓。口耳流傳之遺義耳。以僕所聞於師者。中國文化。老子爲舊教。孔子爲新教。老子爲周守藏吏。博極羣書。而探驪得珠。吐棄一切。蓋述皇道者也。孔子爲魯人。早歲志學。除周公禮樂外。無墳典可考。故未見老子以前所祖述者。唐虞帝道而止。無能及皇道。夫皇道者無他。蓋仙道耳。故黃老并稱。老子西入流沙。不知所終。莊子老子死秦失弔之亦不可泥爲實事也而傳稱黃帝且戰且學僊。鼎成乘龍上天。語雖似不經。劉然五帝之世。人壽大概百歲以上。則不可誣。非獨中土。其時西土亦多壽考之人。益可互證。摩西壽百二十歲。而據伍廷芳氏延壽新法言。猶太史有九百歲之人。大概五帝三王之世。人民淡泊清淨。安樂壽考。故上壽百二十。中壽百歲。下壽八十。爲常例。與今日人壽平均三十一歲者。有天淵之殊矣。此眞可謂幸福者也。

由五帝上溯。乃及皇道。天下一統。九州乂安。據馬驌繹史神農以上有九大州若柱州迎州神州等黃帝以來德不及遠惟於神州之內分爲九州然則神州僅九州之一可知全球共分爲九州矣又天皇氏被迹在柱州昆侖山下益足證明自天皇氏及神農會統一大地皆居昆侖山脈盤環海之說固不始騶衍矣其他證據散見諸子及最近西書甚多今不贅又古人正名字不妄下九州四海其言最古夫水中可居乃名曰洲若以禹貢謂之九州除邊海之數州其義皆不可通矣又四海云者若據禹甸豈有四海北海故知九州四海之號皆名自三皇大一統之世洎五帝以後德不及遠大九州雖失而於一州中仍系以州名此如南北朝時北地已失尚遙領州郡虛名耳其民清淨寧一。永無爭端。教化大行。專以鍊氣長生濬發靈性。明德。修身。習止定靜安慮得工夫。此大學一章必自太古流傳孔子授受其名詞意義非常語可解蓋止定靜即禪那波羅密多安慮得即般若波羅密多也欲了解斯義者請取小止觀及六波羅密經讀之薄衣而不寒。寡食而不飢。大概食天然果物已足矣。余友人多主人可不食者余尚未全主之耳其有靈異通神物者。光被四表。格於上下。格通也乘彼白雲。至於帝鄉。爲數見不鮮之事。故史傳人皇氏乘雲車分九州。黃帝乘龍上天。小臣不得上。攀龍髯。髯斷。墮黃帝之弓云云。此不可但用列子譬喻解。又不可以今人肉眼論。吾少鄉居。初聞電話尚不之信。在外國時。朝夕常見氣球行空。如飛鳥之來往。此若驟以語內地鄉人。彼之不信。猶吾少時也。而佛仙修習靜慮。逮得神通。遂能乘龍騎虎。何以異是。此又不可迷信博物家一孔之見。謂龍鳳爲無有也。

由人皇上溯。地皇氏八千歲。天皇氏一萬八千歲。余初亦以爲子虛烏有。是公之說耳。及考佛經。轉輪聖王御世。人壽八萬四千歲之說。知中史所稱天皇地皇人皇黃帝。甚合佛經金銀銅鐵轉輪聖王之說。惟佛說更密。比於三皇。分爲四世耳。綜而計之。皇道之世。人壽以萬計。迄帝道以前。人壽以千計。故廣成子爲黃帝師。自言修身千二百歲。彭祖八百歲。經史所載。鑿鑿可考者也。王道之世。人壽概以百計。至周世已值王道末運。文王九十七。武王九十三。太公百五十七。而彭祖爲商大夫。壽八百歲。世所共知也。又據日本學人所查。其歷史上有名之武內宿禰。三百四十歲。身歷數帝。白幽子三百四十歲。照道仙人六百歲。三河國寶飯郡。山泉村百姓。一家有六人。最長者萬平。二百四十三歲。其妻二百二十二歲。萬平之子萬吉。百九十六歲。其妻百九十三歲。萬吉之子萬藏。百五十一歲。其妻百三十八歲。此一二三百歲之人甚多。幷非誣也。語曰。少所見者多所怪。見駱駝謂馬腫背。莊子曰。夏蟲不可與語冰者。拘於墟也。曲士不可與語道者。束於教也。老子曰。下士聞道大笑之。固其然矣

夫人之大苦。莫過於死。故所謂郅治之極。非能使人享受不老不死之文明幸福不可。其例有三。

一、永遠無生死。（此佛家妙覺位不生不滅常寂光也）

二、延壽長生。（此人不死於天疾勞苦此轉輪聖王之道卽皇道）

三、有力能統一天下。使人不死於刀兵。（此僅僅王道耳）

若未臻此境而但加人以重累。增人以忙迫。斂精勞神。枉促壽命。此可謂人類中之走無常世界上之催命鬼。文明云乎哉。幸福云乎哉。以此言化。以此言治。以此言文明。直可憐憫者耳。

由精神直接所起疾病。占一切病之大多數。茲舉其最著者言之。由精神過勞而起者。爲神經衰弱病。糖尿病。因注意力太過而起者。如時時注意胃病之有無。因感冒間苦痛。時時繫念心臟疾患。因致脈搏失調之類是。其尤甚者因感情激動所致之病。多屬難治。且久不能痊。甚者立死。如今日物質本位之醫學。亦知精神病、腦充血、脊髓炎等器質疾病。由感情激動而起。亦知諸種結核病、心臟病、黃疸、胃病、下痢、便

祕、子宮病、種種皮膚疾患。由情緒憂鬱。生活力不暢所致。是則吾人由精神本位而觀。以病原歸於精神。不愈明瞭耶。質言之。今之醫學上所謂病原者。實非眞病原。僅指促其發病之機會而言耳。謂之助緣則可。謂之病原則不可。眞病原者。全由精神上一部分之失調耳。古書云「心亂則百病生。心靜則百病息」誠千古金言。心意之動靜強弱。卽身體強弱及疾病有無之主因也。如吾人心意凝如金剛。則四邪不得外侵。七姦無從內作。雖戰寒暑而狎風雪。亦易易耳。何懼乎黴菌。反是若怠惰昏散。手足無措。雖無疾病。亦將日就羸弱。一値氣候小有變易。則病魔遂長驅直入。若迅風之掃枯葉矣。

譯者按周公無逸之訓曰。厥後嗣王生則逸。生則逸。不知稼穡之艱難。不聞小人之勞。惟耽樂之從。亦罔或克壽。或十年。或七八年。或五六年。或四三年。蓋卽禮所謂莊敬日強安肆日偸者也。養生之學。若捨去方便而論眞實。亦必通皇道。乃可語此。此道也。非術也。故中庸曰。故大德者必得其壽。又曰。知者樂。仁者壽。曾滌生日課曰。習勞則神欽。又居敬箴曰。嚴恪齊明。以凝汝命。汝之不莊。伐生戕性。斯語也。今人或以爲迂儒之談矣。且復相與矜伐乖巧。奮其小慧。燥動流蕩。魂不守舍。而倘妄冀幸福。橫攬權利。將欲祈天永命。保我子孫黎民。不知心精飛越。天已奪其魄矣。是欲酖也。而可長壽乎。

瀏陽譚復生之仁學常論之曰。西人以在外之機械。製造貨物。中國以在內之機械。製造刧運。今之人莫不尙機心。其根皆由於疑忌。乍見一人。其目灼灼然。其口緘默。其舌蟜蟜欲鼓。其體能卑屈。而其股肱。將欲翊翔而攫搏。伺人之暇隙而蹈焉。吁可畏也。談人之惡。則大樂。聞人之善。則厭而怒。以詆詈爲高節。爲奇士。其始漸失其好惡。終則胥天下而無是非。故今之論人。鮮不失其眞焉。如釜中蝦蟹。囂然以鬨。火益烈。水益熱。而鬨益甚。故知大刧不遠矣。且觀中國人之體貌。亦有刦象焉。委靡。猥鄙。粗俗。野悍。或瘠而黄。或肥而弛。或萎而傴僂。其光明秀偉。有威儀者。千萬不得一二也。

由是以言。吾人平素心意狀態何如。可以悚然內省矣。吾人之心。常憧擾而不安。凌雜而無序。散漫而失所。紛然若亂雲之簇起。沓然如海潮之狂奔。棼焉如亂絲之糾纏。牿焉如猿猴之縛於樹。跳躍展轉而無能自脫。其能全意志之自然。天機之活潑者。蓋亦鮮矣。

是故心無所主者。雜念妄想。常交乘而不已。憂愁。恐怖。怠慢。貪慾。煩悶。等種種惡感情。殆如萬弩齊發。以集於渺躬。頻頻激發。而不能自制。則肉體蒙其害。消化爲之不良血液因以銳減循環作用日弱細胞活力日疲全身不快而病狀起矣。當此時內部生活機能驟起障害卽醫學上所謂疾病之內因而容受外部病因適當之時機也蓋卽素因強壯之人一旦陷於此境天賦權能旣失亦將如蛟龍失水受制於螻蟻矣。

吾人體內具天賦却病之妙機苟失其能力卽與病魔以絕好機會於是各種黴菌寄生之結核菌侵襲之病弱之軀一冒寒暑風霜卽因以加劇甚至中道夭死比比然也今人動曰進化曰幸福嗚呼試一念平均三十一歲之統計方灰心短氣之不暇安在其爲幸福哉。

是故人生所最患者莫過於死而死原於病病原於精神之散亂人若知精神爲主肉體爲從之理則謀眞實之幸福不在紛紛外求卽在自運其強固之精神嚴整其自衞之壁壘完足其天賦之抵抗力天君泰然百體從令卽醫學所謂不造致病之素因是已內因旣無外因亦絕病魔雖強其奈我何哉今刊表以示之。

病原{眞因……精神……精神界之一部失調

助緣{內因　一切素因
外因　器械。理化學。核蟲等。凡醫學上所謂病原。皆爲助緣。

四　對於今日醫學醫術之私見

方今科學稱爲最進步發達者。惟醫學醫術。及關於此類之衞生學。固夫人所認可也。雖然。所謂進步發達云者。必也醫學醫術能使人類疾病。永絕其根株。衞生之法。能使人體虛弱者盡復其康寧。方爲名實相符。然揆之事實上。適成反比例。今日人體。日即虛弱。不治痼疾。日見跳梁。此據近日確實之統計而證明者也。其故何歟。現時受醫術進步之賜者。爲種種治療法。如藥物療法也。物理器械療法也。攝養療法也。其類繁多。殆難悉數。雖然。對於疾病眞原因而行適當療法者。其數幾何。蓋病類。雖數千種。而療法僅二三耳。此外不過一時稍施以對症療法。而仍待自然治療。方可獲愈。此忠實醫師所自白而無諱者也。至衞生法。僅公衆衞生法稍可觀。而關於個人衛生殆無足道耳。

或爲之說曰。凡此現象。畢竟因社會之進步而然。人事益複雜。生存競爭愈劇。身心疲勞實甚。故人體因之虛弱。又因交通日益便利。病種易於傳染。疾病增加。亦當然之事。今之醫術及衛生法。比諸其他學術。較有進步。雖於諸病眞因。尚未發明根本救治之法。繼今以往。醫術及衛生法。正在日進不已。不過時機有遲速耳。將來必皆得圓滿之效果。可無疑也。此說固非無理。然以吾人考之。今日醫術及衛生法。其立脚之根柢已謬。此後雖如何進步發達。欲達此目的。畢竟無望耳。

譯者按日本有鈴木美山者。留學美國哲學士也。所出健全雜誌。旨趣與眞人雜誌略同。某期刊行一醫者討伐號。對於今日醫學根本之謬。十分痛詆。其言雖似過激。然亦可爲恃藥餌生活者。作頂門鍼灸。前清乾隆時有袁枚者。人品文章。都無可取。惟其言自神農嘗百草而民始羸弱。實爲無意中合於事實之言。蓋此誠非醫師之咎。而社會多欲貪競之趨勢然也。然由今日歐慾文明之法。（此日本評判西方文明之名詞也）而不爲之釜底抽薪。以求人道眞正之幸福。世界眞正之安樂。則人命日促。其必至平均壽命在十歲以下者。亦勢也。佛經言人壽進化。郅治世。每百年增一歲。增至八萬四千歲。轉輪聖王出世。人行十善。世界極樂。

其退化時。每百年減一歲。減至人壽十歲。爭殺相殘。死者無算。最後世界祇餘一萬人。此一萬人。係曾行十善者。又言有鐵世界時代。一切百物皆喜用鐵。人道極苦。各持刀兵毒藥。以相殘殺。蓋卽今世界矣。今人壽平均已止三十一歲。此後仍日卽減促。其象已見。故近日有識之士。所以猛悟十九世紀文明二字定義之謬誤。而羣倡解脫學說。以事挽救也。

夫今之所謂醫學衞生學等。其根本立脚點。徹頭徹尾。純據物質方面者也。曰解剖研究。曰生理研究。曰理化作用。曰黴菌預防法。曰消毒法。曰某某。曰某某。千頭萬緒。要不出物質機械之主觀。其視人類肉體。儼若一種物質。其施治療也。與鐘表技師之見鐘表破損。而加以修繕者。毫無差異。要之。今日醫學者之眼。物質以外。可謂盲無所見。故其施術也。止見有肉塊之病痛。殆與「人」之問題。絕無交涉。不亦怪哉。已故醫學士近藤君。著一書。名曰「仰臥三年」者。其言今之醫師。但知治療身體。毫不及於精神。實治療上一大缺陷也。此蓋爲現代醫士之鍼砭矣。又西儒萊翁海都氏言。今醫學之徒。但於細胞染色。及其他種種病理。熱心研究。而不於實地切用之精神療法。稍稍留意若彼等能略分研究之時間。用諸心理學。及精神療法。則其裨益必更廣大。萊氏此言。可謂東西通人所見略同矣。在日本素無基礎醫學心理之正課。故以系統方法研究心身關係者甚稀。此不獨醫學。亦國家社會之大憾事也。且夫醫學醫術者。何爲也哉。其所施用之目的。殆非施於物體。施於器械。而加於人身者也。夫人也者。非所謂具靈智靈能之物乎。今乃忽焉忘之。而以處理動物若物質之方法相待。其愚亦不可及矣。

余嘗就今日衞生法研究之。所謂公衆衞生法。暫措不論。但就個人之衞生法言之。殆皆恐怖之暗示耳。圍城之生活耳。消極者耳。向下者耳。若曰黴菌至矣。若曰結核菌至矣。百斯篤流行矣。霍亂傳染矣。傷寒預防。暑毒警備。凡此等警告。一夕數驚。皆滅人類之活氣。長疫病之雄威。使吾人日夕兢兢。懾伏於病魔勢力之下。報紙所鼓吹。藥師之廣告。皆鋪張揚厲。惟恐病敵威燄之不張。街談巷議。草木皆兵。婦孺童稚。相驚伯有。不知實皆自晝鬼以自嚇耳。

亞蘭氏有言。彈丸殺人之速。世所共知。然恐怖之感情。其殺人速度。決不讓彈丸。蓋恐怖之念。一度侵入吾人腦中。則血液循環。以習熟性之反射作用。爲無意識之動亂。與肉體以大害。甚至全身血行。顚倒錯亂。心臟腦部。大受刺激。遂至死亡。故害人之烈。莫若恐怖暗示之甚者也。（暗示二字用神定學名詞 Hoptism）嗚呼。恐怖暗示之足以害人。既如此。而今日講衛生學者。殆不啻恐怖觀念之培養法。故今人有不知衛生學。其體常健。迨於衛生學多所聞知。則身體反爲虛弱。一遇疾病攻入。遂無抵抗之能力。不其悲哉。職是之故。吾人常取正名主義。於衛生一語。不名衛生。而名養生。蓋養生者。有自然長養之義。順天地之化機。任吾性之本能。自足保養滋大。撲滅病菌。抵抗寒暑。獨往獨來。而無所恐怖。故養生之義。爲積極而非消極。爲進取而非退守也。譬之用兵。取攻勢而不取守勢者也。至養生之法。卽當推薦於世所謂息心調和者是。

第四章　修養家與宗教家

第一節　修養家

一　眞修養家之資格

或有問予者曰。何謂修養。余卽以一言答之曰。人欲盡爲人之本分。應將其身心從事鍛鍊。是謂修養。或依某種方法而鍛鍊肉體。或依某種方法而鍛鍊心神。必使肉體康健無疾。精神安樂無憂。身心交修。無病強健。不夭中道。全其天年。余卽稱爲善修養之人已。

然今世所傳修養之語義。每多誤解。以爲修養僅屬精神之事。與身體絕無關係。此大謬也。古書曰。

眞氣常充。身心平坦。雖歷百歲。鬢髮不枯。齒牙不動。眼力轉明。皮膚光澤。是卽培養元氣神丹成熟之驗。人生壽算。本不可限。顧視修養精粗如何耳。

由此觀之。古來所謂修養者。與其指精神。毋寧指肉體方面爲多也。近所稱之修養家。爲社會所仰望之大人物者。往往瞻其丰采。弱不勝衣。幾有不堪爲國民之資格。

外形如此。無論其爲何等道德家。修養家。固慰情、聊勝、於、無乎。然若、統、國、家、大局、觀、之。殊未、足、爲、完全模範也。

蓋處今軍國主義物競劇烈時代。時勢需要之第一流修養家。必不、可、以、半、面、人、物、爲、模、範。而必求極完全之標的。所謂身心兩面俱臻發達是也。蓋欲實行維持人道之事業。必保持其天賦強健之精神。方可勝任愉快也。肉體方面之研究。旣述於前。下乃及、精、神、修、養、之事。

二　頭腦健全與膽力養成

精神上修養。先須有判斷正善邪惡之識力。不僅能知。又貴能行。故於善須有實踐之勇氣。於惡須有趨避之毅力。否則雖有知識理論。有如說食。不可、得、飽。而養成此勇氣及毅力。實賴鍛錬心神也。其鍛錬之法有二。

甲　頭腦健全

腦者。精神之宿舍也。精神機能之起。以腦爲其運動之機械。故鍛錬精神。先不可不健全其腦。欲腦之健全。先須注意腦之使用法。

吾人之腦。恰如店肆之賬簿。遇有要項。順次記載。規律整齊。此爲使用正法。若於一切無關係事件。亦凌雜記入此簿。則與蒙童塗鴉何異。今吾人用腦。若時時注意於規則與秩序。遇必須探索某事物時。則專心壹念於是。以外概不枉費一毫精力。如此則腦部自不致受損矣。然常人使用腦力每凌亂無序。妄念紛起。舊思新想內外交攻。若以計學論之。可謂失算之至也。今假定吾人之精神力爲一〇。若常於七八之範圍內。向某事專一用之。其力必沛然有餘。然若於一〇度之力。用至五〇。用至一〇〇。於出入之數。漫不計較。任意揮霍。則儲蓄屢空。而精力耗矣。况自晝至夜。曾無少休。腦細胞過勞之結果。致全腦實質損傷。而精神機能。遂不堪任滿足之勞役。此勢所必至也。

吾人心力之弱。以腦部受損爲原因。故欲堅固其腦。須先排雜念。就一事運思時。須將以外雜事妄慮。滌除淨盡。不容二念并存。至不用精神時。則全然與以休息。譬如大海水平如鏡微波不起湛然靜明所謂規則嚴而秩序整者卽指此也。顧理論雖如此而實際決非容易欲達此目的非先養成忘所當忘思所當思斷所當斷住所當住之精力不可。卽將腦中紛起之妄慮悉予劃除以造乎清明在躬志氣如神之境是也。而養此精氣須先使頭腦根本強健運用時活潑而明晰是非必明善惡無淆對於社會事物如鏡照形備取舍裁斷之能力而後可當機立決見諸實行排除萬難不屈不撓終以發強剛毅之手腕赴之是則膽力養成爲不可緩矣。

乙　膽力養成

膽力養成者。卽使一己狹小之心志復於廣大之眞元褊淺之情意歸於深廣之慧海耳。今略論之。

宇宙眞元中之識力（物心二者之本體宇宙萬象之根元稱爲眞元而識力卽含其中爲宇宙萬象之心體卽吾人精神之實體也）實有二大方面。

一、識力自體自然存在靈妙寂照有如明鏡止水是爲其靜止方面。

二、識力自性。含大智慧力。大感情力。大意志力。是爲其動作方面。

凡此體用二端。體大則用大。體小則用小。其靜止方面無際限。其活動方面亦無際限。

譯者按藤田氏却未自明爲宗教家。而覩其造詣及其活動於社會之趨勢。實有改革心靈界之偉力。蓋駸駸乎成一新宗派矣。今此之論。漸入深處。非復心量狹小。但以保守皮囊軀殼。惴惴於生死間者。所可領會。余嘗聞其講述。其詮釋體用廣大處。蓋有鳶飛魚躍物我兩忘渾然一體時行物生之妙。使人拋舍小我而與宇宙大我相感通。心量廣大。勝境虛明。七情不動。眞樂現前。天機活潑。元精妙發。此養生之祕訣。而長壽之妙術也。

又體大用大者。藤田氏謂爲無際限。余以爲卽從大學之大字而來。能解其義者甚少。都被陋儒誤讀。毫無生趣。說文曰。天從一大。故大學者天學也。尊無二上。故云大。中國言天學者。莫過於周易。易曰。大哉乾元。乃統天。大哉坤元。乃順成天。惟明於天之道。而察於民之故。與天地合其德者。乃得稱大人。故乾之九五。曰飛龍在天。利見大人。若力小而任重。智小而謀大。鼎折餗覆。凶禍之集而已矣。嗚呼。奈何後人不能解大字之象義。而但思妄竊大人二字爲榮號哉。其愚亦可憫矣。

又易六十四卦彖辭。多以「時義大矣哉」嘆之。歷代聖王。蓋以仰觀天文。俯察地理。以近取諸身。遠取諸物。通神明之德。類萬物之情。定天下之大業。成天下之亹亹者。古義無王不聖非聖不王也故古制十五以後入大學者必學之。繫辭曰。神無方而易無體。藤田氏所謂無際限。蓋略得無方無體之意矣。

又按佛經大乘。皆曰大方廣。曰無量。曰無邊。曰不可思議。論時則動及塵刦。論處則遍於虛空。設喻則動以大海論數。則皆以阿僧祇、那由他、恆河沙、微塵數計。蓋世界論大者至此歎觀止矣。

吾人具此至廣至大之精神。既直接由大宇宙之識力而來。此精神與本源之識力。常共通無礙。一致無二。既與本源之識力同。故無論活動而發為作用。靜止而藏於密。勿皆與化工合無有二矣。

譯者按此理頗細。黃帝陰符經曰。觀天之道。執天之行。盡矣。宇宙在乎手。萬化生乎身。天性人也。人心機也。立天之道。以定人也。知之修鍊。謂之聖人。故曰食其時。百骸理。動其機。萬化安。聖功生焉。神明出焉。蓋養生、治心、道國、明民。其道一而已矣。豈有二哉。

上述與宇宙同元者。精神之偉大妙樂如此。反是以觀常人之心量則何如。其靜止之時。範圍止於一小己之肉體。靈光薄弱。動作遲鈍。明瑩之心體。昏闇朦朧。常若亂雲之籠月羣峯之蔽日其活動之時以言乎大智慧力則變爲小智執著人我之見彼此之別爭執不已得失苦樂之境紛然生矣以言乎大感情力則變爲狹小局量褊淺憎嫉忿恨喜怒哀樂愁鬱煩悶等情奮然中作恰如波濤千尺陡起忽落茫無畔岸無秒時或息以言乎大意志力則變爲薄弱偸惰放縱姑息萎靡顧景視夕之不給安望其與天地比壽與日月齊光也哉

然則吾人養成膽力之方可知已其道無他不外將此小體之狹劣心志復於大體眞元之域淺薄之智情意擴至深遠廣大之境而已宅心有定所外物不能亂厚重如山廣大如海不動不變有如虛空獨處密室而不苟輪刀上陣而不亂處身熱鬧而態度安閑泛執世業而縱橫自在其宴居也如春臺之可親其臨變也當白刃而不動氣足以撼山岳誠足以開金石精貫長虹手摩北斗斯勇猛大無畏之精神得矣孟子曰其爲氣也至大至剛以直養而無害則塞於天地之間富貴不能淫貧賤不能移威武不能屈此之謂大丈夫蓋斯義也

如右所述已臻養成膽力上乘境界。若常人之心量殆難驟幾然放下屠刀立地成佛人苦不自勉耳固宜及早去邪卽正離惡從善而下此決心也。

要之修養之妙。在心神鍛鍊方面者。一須頭腦根本健全。一須膽力養成是也。而欲達此目的其方法究竟如何。余則以極簡括之語解決之曰。

丹田鍛鍊而已。丹田鍛鍊之法。實行息心調和修養法而已。

第二節　宗教家

一　宗教家信仰者之誤解與未熟

今謹將信仰與肉體強弱之關係幷獲得眞信仰之捷徑。與現代宗教家及宗教眞信徒等。一研究之。今世之宗教家。及宗教信徒。其信仰深厚。道德高尚者不少然而身體往往虛弱。時爲病魔所擾。人或問之。則曰。我靈界人也。肉體非所重。但從靈界確得超度。其願已足。若塊然軀殼。固與眞我妙用無關也。夫靈體與肉體。果有如斯劃然之鴻溝乎。以吾人所知。則亦同一物體之表裏二面耳。故其間決無甚大之區劃。救心靈者。決無棄捨肉體之道也。

宗教界所謂心靈之救濟。有宇宙之靈。與個人之靈。冥然同化之意。詳言之。卽將吾心界一切煩惱。一切妄想。拂除淨盡。蓋以此卽疾病之本源。虛弱之主因。能將一切煩惱妄想放下。則與不生不滅之本體。宇宙之大靈。一致同化。此靈體乃金剛不壞者。以有此信仰故。虛弱疾病。自然不起矣。顧其理論雖如此。徵之事實。全然相反。彼投身宗教界者。以靈之救濟爲天職。往往較常人身體更爲虛弱。亦矛盾之甚矣。以余考之。凡此致弱之原因。全由誤想之結果。而尙未入眞信仰之域耳。

(甲)由誤想結果而來者有以下各種類。

一、以爲病由外部而入。與內面信仰。無特別之關係。

二、因視心靈太貴重故。以肉體爲卑汙。故對於保養調身諸法。概不措意。

三、以爲吾人皆屬神之攝理。今此虛弱。均爲神意。非人力可及。且背神意。亦爲徒勞。

凡上諸意見皆爲極誤。然流入此等迷信偏見者。世往往有之。是則雖有信仰。尚苦於不能自拔。亦可憫也。

譯者按藤田氏之言。我國人士驟讀之。或不明其意旨所在。何以故。藤田此語。爲日本人說法。日本自來爲佛教國。據精密統計。其信仰之盛。較我國約盛百倍。故藤田爲彼國佛教末流未得道者而言。若我國人對於一切信仰向不甚盛。并此誤信仰。亦所罕聞也。惟至近年。漸有高尚之士。樂習明理。而多腦神經質。或因狂熱失敗。久病心闌。少習慧思。謂爲妙道。又多有少年。弱症已成。兼之思慮過猛。調攝失度。腦經太勞。難以恢復。故雖有信仰。未得却病方法。又此類人。多好靜止。喜談道德。而體又不健。世遂以爲凡習靜守道德之士。必爲多病無用之人。實則習靜守德。與疾病并無因果之關係也。

又少習慧思之人。以好靜太過。舊疾難恢復。故不免過重精神靈界。幻泡身世。坐待輕舉。久之遂爲槁木死灰。無復可用。藤田所指。正爲此人。夫貪著有漏之身。縱其五欲之樂。固屬不可。然若調攝其身。以救世覺民。則身又安可輕視。勿論軍國民時代。非尚武不足立國。即以佛法論。今濁惡之世。非有金剛力士力行菩薩道斷不足以降伏而恐怖之方等般若。多呵此身爲不淨。爲垢穢。爲瘡。爲膿。爲血。爲枯骨。爲行廁。爲毒蛇。爲死狗。令恐養者勿貪此有漏之身。然至涅槃經。則亦極重養生護身之法。（涅槃經第二十二卷）豈有痿躄呻吟。與鬼爲鄰。而可堪任經國度世之大業者乎。故養生一事。爲萬事根本也。

又世界聖人。大抵皆剛勇有力。若黃帝以兵開國。馴熊羆貔虎。孔子力能扛國門之關。而不以勇聞。梭格拉底服兵役臨陣必先。柏拉圖者。其意爲勇力之意。乃至最談空有者爲佛。而佛未出家時。於百藝弓馬無不嫺熟。能舉死象。從城中擲於城外。故其八十隨形好中。有曰身力無敵如那羅延。（大力神之意）曰身相威猛如師子王。蓋佛之威神。攝伏龍天。豈枯禪病僧半死半生之比哉。又涅槃經（第十四卷）佛贊阿難能持經之八德。其三曰身無病苦。夫惟無病苦。乃可負荷衆生。摧碎魔軍。若徒作臥病維摩。一息奄奄。則自己叫苦不暇。豈能度人。自今以後。有志精神方面學者。方興未艾。願善味此言。勿爲世藉口也。

（乙）凡得眞信仰。而能達於宇宙大靈。與自靈同一冥合之域。必先經余所謂固信狀態。以漸至確信狀態。欲達此境。有一定之程序。必先經過觀念狀態。有如闖門不能飛越也。蓋支配吾人肉體者。全賴此種觀念力。無論虛弱強健。治病罹疾。仍此一觀念次第活動而已。故若善守此一心。入於確信狀態。或較近於確信狀態之程度。

則肉體必漸有自由活動之機。若能臻此。則爲得眞信仰之健者。自無罹病之事。常樂、康、強。克全天年也。

要而言之。凡未得眞信仰者。卽未足語於悟道之法。仍爲迷界一走卒耳。

二　得眞信仰之捷徑

所謂達天人合一之妙境者。無論何敎。或承上帝之恩寵。或接佛祖之慈懷。卽忽得人世無上幸福。一度入此境界時。其宗敎心勃發。興趣油然。希望遠大。各應一己之機緣。踴躍向前。或依自力而參禪。注意一乘止觀之妙諦。凝想本初不生之阿字觀。或依他力念佛。回向淨土。或歸依基督敎。冀與絕對無限之神佛同化。妙樂津津。難以言喻。迴視下土。有如蟣蠓而已。雖然此境也。若眞達到。終非易易耳。按自己力者謂依自己本能。當下了悟。如禪宗是。他力者。謂依賴他方之力而了悟。如淨土念佛宗是。耶穌之默禱。蓋與淨土宗爲近。

今舉一例。卽如所謂自力之參禪工夫。若迎機而入此門者。可不著一字。得徹底之大悟。安心立命。了達萬象。然欲達此目的。亦非易事。往往經五年十年二十年三十年四十年之長遠。努力攻苦。實參實究。方可了悟。若不契根機者。不但所望難達。且或墮野狐禪一流。放縱自恣。奇言怪語。以爲妙解。或則枯木死灰。隱遁山林。在不生不死之間。此皆似是而非。誤入歧途者。上根上機且然。而況常人。又處今時繁劇烈複雜之社會。而欲方便修習。以得眞信仰。蓋尤未易言矣。

譯者按日本人士之於內典。猶吾國士夫之於儒書。無論賢愚。皆有所通曉。故其國博士、學士、教育家、法政家等。關於佛教著述甚多。今藤田所言自力他力二宗。禪宗之弊。係指狂禪一流。若吾國明代是也。其一破空破相。墮於二邊。有如風狂。歌哭無時。或謂酒色財氣。不礙菩提路。凡此大妄語。要由初時入門接引師法未得正路。因地不淸。理解錯誤所致。其致誤歧途。楞嚴經言之極詳。依之修行。自不墮邪見也。又梵語禪那者。此言定也。定從戒得。先以持戒爲第一入門。自不墮邪見。否則天魔野狐。狂妄顚癎而已。烏足與論修習之事哉。

若賴他力的宗教。則或信神。或信佛。仗神佛光明護持之力。以期救濟。然此亦非易事也。何者。凡有他力宗教之信仰。其人亦有數種。或天資高明之英傑。或稟性戇直之愚人。乃能起信。不然。則遭社會家庭之厄困。心衡慮幾瀕於死。而後恍然悟萬事之幻妄。得皈依之眞元。若平常之人。所處之境。不貴不賤。不樂不苦。則醉生夢死。度此數十寒暑者。比比皆是。欲與論信仰靈界。殆無異對牛彈琴也。故有多數之人。初入信仰之門。狂熱驟盛。或言得聖靈之救濟。或謂接佛陀之慈光。乃歲月幾何。一時之熱驟變寒冷。若此者蓋十而八九。此吾人所常見也。故依他力宗教而眞獲信仰者。初非易易。其結果與自力宗教參禪證悟者。相去亦不甚遠也。

譯者按。藤田氏此論。有爲而發。欲開闢己宗。而指他派之弊耳。其實不論自力他力。均不必待數十年。六祖慧能。并不識字。亦未剃染而得道。期止八月。余初亦以爲禪宗必須面壁十年。然禪宗有頓漸二派。不可執一也。至淨土宗亦須自力。然據魏康僧鎧譯大阿彌陀經所言。速者只一日夜。念佛一心不亂。即得往生。又觀無量壽佛經言。上品上生者。七日夜一心不亂。即得往生。蓋遲速非一端。由人根機與用工勤情耳。

凡如此求道者。所望難達。所求難獲。不得入光明之域而爲超過彼岸之人。輾轉煩悶。不能自度。揆其原因。蓋爲偏走感情一面者。全然沒煞理性。陷於狂熱。而其偏於理性一面者。又毫無感情。恰如枯木寒岩。無復萌蘖之生。是等皆未達堂奧而得眞髓。僅得彷徨於門戶而已。

譯者按所謂情理二者。卽佛經言定慧二事耳。修定者當習止。修慧者當習觀。然惟修於止。則心境沈沒。易入枯寂一路。惟修於觀。則心太猛銳。易入狂熱一路。蓋一則理勝於情。一則情勝於理。若止觀雙修。則情理俱化。體用完成。如車之兩輪。鳥之雙翼。自無偏枯之弊。若以周易論卽陰陽乾坤之道耳藤田所指蓋指其弊而言。欲排他宗而申己論耳。實則天下任何教學無無流弊之事。亦在人爲耳。

故吾人今日所切要者。必使理性與感情兩相調和而得一種之力。至此則握各宗敎之眞髓矣。但獲此眞髓之利器惟何。卽余所謂(確信力)是也。人一度得此確信力。則無論對於何宗敎。直可排闥而入其堂奧。得其眞信仰而臻於永久不變神人

合一之妙境矣然此確信力又由確信狀態產出確信狀態即由息心調和修養法而得者其道甚易足爲得眞信仰之捷徑余故以法推薦於世焉

譯者按藤田氏固未嘗明言爲宗教家而所謂由其道者已入宗教堂奧則非宗教而何蓋今世物質桎梏太重東西人士皆已厭苦之嘗觀日本學風其旗鼓相當各樹壁壘者殆不下數十派最著者亦以十數若所謂精神界心教健全學心靈療法精神科學精神研究會其名大同小異而其以實驗之精神哲學納入於生理中也則同主簡易生活安遇樂天也則同調和心理生理歸一也則同其取材或自西洋心理哲學宗教或由日本固有之佛教禪宗神道等推陳出新然一言斷之不出吾國黃老而已故所謂活禪活佛教新佛教道精神主義陽明達磨活老子武士道膽力養成等其名光怪陸離蓋無能出吾黃老外者蓋黃帝者實可謂中國之小鐵輪聖王也故老子曰以正治國以奇用兵以無事取天下功成而弗居夫惟弗居是以不去蓋若以世間法適於天演者論黃老其至矣黃老者即佛所謂轉輪聖王制也史記以黃帝居五帝本紀之首既爲我國種族之始祖開國之大君又爲天文地理兵農禮樂井田封建一切文化之創造者黃帝誠吾國民惟一模範也雖然黃帝不但有世間法而又有且戰且學仙之出世法故治天下幾若華胥氏之國功德既成登封泰山脫棄名位如敝屣乘龍上天君臣攀號世所傳黃帝三百年崩葬橋山亦僅葬其衣冠而已（孔字解三百年爲服教長神亦方便解說耳勿泥）蓋黃帝以華胥之法爲世間法者仙道

也。仙道以長生爲主。注意丹田。調和心理生理爲一。雖其究竟了義。不若佛法。然亦方便接引之一法門矣。曩聽藤田講用力下腹時。引王陽明詩。

抛却自家無盡藏　沿門托鉢效貧兒

陽明語亦平常。講至此。一座皆驚。嗚呼。吾始祖黃帝者。誠世法中最居優勝天演界第一模範之偉人哉。願我國民每飲毋忘也。

第二篇　本論（息心調和修養法中傳）

第一章　理論

第一節　本修養法之由來

語曰福兮禍所倚禍兮福所伏蓋天下事理。往往如此有未可但就目前論者。夫虛弱疾病實因違背自然律而生。其爲禍害人所共知。然可因人心境轉敗而爲功因禍而爲福不啻得靑蓮於汚水。變毒液爲甘露也。若不佞卽由疾病而受鴻益之一人。迄於今日。猶對往昔病魔。有不勝感謝者。試略述之。

余自覺身中有疾病也。自十三歲時始。初罹角膜炎之眼病。雖醫治獲愈。然因服藥過久。感受藥毒。腸胃蒙其害。遂染慢性腸加答兒。臍部周圍常疼痛。腸中時作雷鳴。兼且膨腫。數日便祕。數日下痢。身體羸瘦。皮色蒼白。但尙未廢學。至二十三四歲時。因處境有變動。一時流於自暴自棄。每値無聊。好借酒杯。以澆胸中塊壘。旣素有腸胃病。又如此不檢。腦神經受傷。遂感神經衰弱。時起幻覺錯覺。二十歲時。先考以中風症辭世。嗣余身亦漸顯半身不遂之狀。有時左腕全部痲痹。感覺頓失。於是以頑愎之少年。不得不暫度折磨之歲月矣。

當是時也乃盡力於醫藥。以求治愈。而毫無成效。病乃益劇。因之愈生自暴自棄之念。玩世不恭。但求自了。以爲滿足。公然主張。萬事無可爲者。迄今追憶當時之病苦煩悶。不覺撫膺而心悸也。

俄而遇意外福緣。一道光明。拯余於黑暗獄中者。則有友人。贈余以自隱禪師內觀法一卷。據禪師自言。曾罹極重之神經衰弱症。修此內觀法。不但所有疾病。完全獲愈。并得至剛健之體魄。大勇猛之精神。遂斬關脫出。入於大悟大徹之妙境。余時默察所有身心二面疾苦。肉體疾病。已屬藥物所不及。心神之煩悶、沈鬱、自暴自棄諸病。更非平常醫藥可治。不若奮然舍去。依內觀法修之。萬一得愈宿病。尚有進而悟道之望。遂就素究此道之先達。以事實習。

譯者按日本有所謂黑住教者。乃近世新開之一派也。其開創者。曰黑住忠宗。故名。黑住年三十餘時。臥病甚久。輾轉床褥。乃於每晨。向日光而試呼吸。病尋愈。身體精神轉健。愈於常人。更得一種心靈上之妙悟。弟子輾轉傳其法。傳者日多。遂成一宗派。因以黑住之名名其教。夫黑住氏之開新宗也。豈其呻吟床褥時所及料哉。蓋歷考古今學成事業之偉人。其發奮立志。多因疾病憂患而得。故文王拘羑里而演周易。周公居東山而注爻辭。仲尼厄而作春秋。左邱失明而有國語。孟子舜發於畎畝章云。故天將降大任於是人也。必先苦其心志。勞其筋骨。餓其體膚。空乏其身。行拂亂其所爲。所以動心忍性。增益其所不能。蓋生於憂患。死於安樂。常人通性。自非上智。未易拔出。治心有然。治身有然。治家有然。改造國家革新世運。莫不皆然。凡我國民。無論身世家國。對於逆境之來。應視若益友。爲借以鍛鍊智能之良機會。因以得解脫之大善知識。切不可稍萌退縮、消沈、降伏、冷淡等卑劣之念。凡此皆根器淺薄。無與賢豪德業之林者也。昔子路請益。而孔子答以無倦。易道無窮。而乾象首在不息。而發菩提心。修菩薩道。行菩薩行者。於百千萬億刧。身入地獄。受無量苦。舍頭目手足心肝腦髓妻子國城。度一切衆生。永無疲厭。不生退轉心。雖備受愚蠢衆生。侮辱、惡罵、訕笑、捶楚。但生憐憫衆生心。不萌舍棄衆生之心。譬如日輪。不爲烟障雲迷。故不現於世。行菩薩道者亦然。斷不爲受一二愚蠢衆生沮尼。故退失菩提心。每值窮苦牢愁疾病。當不驚不怖。轉增智慧勇猛。猶如鍛鐵。每加一錘。卽增一分堅剛。嗚呼。我四萬萬青年國民。果秉斯志也。區區此一彈丸。何足供師子之蹴踏哉。

凡習禪最要之點。須放下諸緣。停心識之運轉。止感情之活動。徐徐入於無念無想。乃得無念之念。而臻乎妙境。今此內觀法。其始主無觀。斂其意焰心火、排去雜念。注意於丹田足心之間。爲其要術。然理雖如此。而當其初事排除雜念也十分困難。外雖靜坐默然。而心中妄想雜念。千條萬緒。交互湧起。此伏彼出。甲去乙來。心如猿。攀援五慾之枝。意如馬。馳逐六塵之境。丹田足心。乃無從尋覓矣。是亦不獨余爲然。凡習禪者。初無不以此爲苦。況余當時神經衰弱、身體多病耶。修習既久。更無所得。對於內觀法之信念。漸次薄弱矣。

嗣有友人來談。屢稱王陽明之靜坐法。余韙其說。卽舍修禪而事靜坐。然仍無效果。厥後又爲他力宗之念佛。又修自力宗之阿字觀。仍理修禪舊業。此次捲土重來。經時甚久。雖迷離恍惚。如行五里霧中。然余持以堅心。行以毅力。已確知身心二面之病。決非藥物所能收效。惟有背城借一。致力精神一途。雖無效果。而毫無退阻。且益奮其勇氣。孤軍深入。以期貫徹素志。

余以如是決心。晝夜不斷。切實研究。更就禪學及內觀法。其他所有方法。實地用工。其結果所得如下。

當靜坐而雜念紛起也。初僅用禪宗。或他種觀法以制之。然以精神制精神。恰如以火禦火。以水防水。殊非易易。幾經失敗。遂不得不求他種方法。於生理上得一利器。足以助意志之鎮靜。又或將活動之心念。凝集於一點。此法完備。雜念自止。眞念自得。是爲達於大我之階梯。前法卽利用生理作用之呼吸法。後法卽利用精神作用之公案也。余又將此二種作用結合之。漸漸調和。成爲一種具體方法。以試實修。

余以此方法實修後。種種雜念。忽然絕迹。日僅二三次。每次三四十分時間。頓覺心境虛明皎如秋月。空如太虛。有無邊法界。了了眼底之觀。或卽禪家所謂入於大死底者乎。余以功成意外。大爲欣幸。遂繼續加工。凝神鍛鍊。實地潛修。日必數次。益臻精妙之域。至公案大氣活躍時。得稍近觀念狀態。僅三四星週間。而慢性胃腸病。以至極強神經衰弱症。全然獲愈。惟半身不隨之症。尚未霍然。而不久亦完全根治。且較以前膽力增長。記憶增進。體量亦加重。以致精神上起空前之大變化。凡夙有之煩惱不平愁苦沈鬱自暴自棄等心疾。俄焉雲消霧散矣。

余於斯時。最初目的。略達一半。因念斯世與予同病之人。被疾苦所困者蓋不少。推己及人。欲事救濟。既可策勵自己之修養。又可爲有志修養者作善緣。以至今日。猶初志也。

僕根性素鈍。於修習法又未嫻熟。故尙有有志未逮處。殊爲遺憾。然今日依此法實修者。無慮數百人。其人根器有利鈍之殊。修習工夫有精粗之別。故難奏同一之效。然大概於不治之症。皆已得愈。不但身體強壯。尙進而享受靈界之慰樂。如此者蓋占十之七八。按諸事實可以證明。余於此點。蓋漸覺躊躇滿志矣。

第二節　本修養法之目的與種類

本修養法建設之動機。由余拔除身心二面病苦而來。已如前述。初時方法極不完全。目的亦極單純。經幾多歲月。勤修精練之結果。遂成初傳中傳奧傳三種。漸近於完璧。又其目的有數項如左。

（甲）本修養法之目的

一、爲先天體質虛弱。常時有病者。使其身體強健。

二、爲久罹疾患。藥物無效。醫療方法已盡。無從著手者。使其患根本拔除。

三、膽氣薄弱。意志怯劣。心多恐悸。煩亂不寧。內外交戰。難以鎭定。稍遇驚恐。輒心膽俱裂者。使鍛鍊丹田。膽大如斗。養成百折不撓之意志力。

四、不僅愈一己宿病。強一己身體。至已身鍛鍊習熟時。對於家族戚友等肉體精神之患苦。亦隨緣濟度。

五、此修養法之最後目的。不但強健肉體。去形質之疾病。蓋能由肉體方面。漸進向精神方面。而窺見聖哲修養之極致。宗教之眞髓。古人千辛萬苦始得之者。今可一朝啟其祕藏。

以上爲息心調和法之目的。卽本修養法之效果也。

譯者按藤田氏之言如此。終以宗教爲極歸。然窺其旨。固純然吾國道教黃老之學也。自今以後。世界學術趨勢。終必以近乎此派者。得最後之戰勝。無他。人生眞正幸福。要以長壽康健。爲第一義。而他種任何學術。皆非必要者耳。不研究文明幸福則已。一加研究。萬事無大於死生者也。故洪範五福。一曰壽。二曰富。三曰康寧。四曰攸好德。五曰考終命。六極一曰凶短折。二曰疾。三曰憂。四曰貧。五曰惡。六曰弱。此修身所以爲萬事之本也。蓋修身之學。非知皇道。決不足與於此。靜則寂然不動。尙牝守雌。動則雷霆水火。器象兵刑。廣大悉備。神武不殺。不得已而用之。使六合大同。天下一家。明德親民。止於至善。通神明之德。故知無不致。類萬物之情。故物無不格。而天下平矣。然皇道猶其淺者也。僅世間法耳。縱使以導養之術。致人壽千萬歲。可以乘龍履虎。然既有此形骸。終不免有生死輪迴之苦。至最後福德。必於皇道上。建設佛法。乃可普度衆生。皆使成佛。娑婆世界。皆成淨土。長壽無量。蓮花化生。永斷生死。不受輪轉。乃可爲文明幸福之究竟也。而其基自行皇道始。自呼吸靜坐長生始。

(乙)本修養法之種類

本修養法。有初傳中傳奥傳三種。

初傳　係最初步之修養法。極爲簡易。其呼吸法。但說丹田。呼吸調心法。但說單純觀念。然雖單純。已達一種觀念法以上。與現世流行之多種呼吸法。大相逕庭。不俟言也。

中傳　本書卽說明中傳之法。書中已詳。此處不必再加說明。

奧傳　爲一己修養。使其心神入於宇宙大我同化之妙域。而爲他人施心靈治療時。能所不二。將彼此感應一致方法。面接口授者。用奧傳法。而欲入奧傳之門戶。卽在此中傳。未熟達中傳者。終未足與於奧傳之事也。

譯者按藤田奧傳指心靈界之事。本難以言語形容。蓋三昧境界矣。雖未必與正法眼藏合。要之此心神離世俗塵境。與大我同化。爲一種切實受用法門。則不誣也。至必經中傳過渡。則以氣不定者。不能定心。蓋奧傳爲定心之事耳。

第三節　生理方面呼吸法

子　呼吸之目的

人類生活機能之最切者。莫如呼吸作用。古人稱息曰命。可知視生命與呼吸。實爲同等。今之爲此一呼一吸者。卽吾人之生命也。故欲發揮生命之眞意義。必從無病強健法。心神鍛鍊法根本考究。而第一步必先研究呼吸法。卽呼吸之目的爲何。呼吸之方法如何。是以下按次論之。

譯者按息字說文从心自。息喘也。自者鼻也。心氣必從鼻出。又鼻下云。所以引氣自畀也。從自畀。老子注。天食人以五氣。從鼻入。地食人以五味。從口入。蓋鼻一呼一吸相乘除。而引氣於無窮。自本訓鼻引伸爲自己之自。又始祖曰鼻祖。蓋鼻自身爲呼息之始。此三字互相轉借。若非鼻息則自家亡矣。又呼吸爲人生之始。無鼻息則不生。故息有生義。而因息滅之義盛行。世遂忘消息爲反對之義矣。昔伏羲氏作十言之教曰乾☰坤☷震☳巽☴坎☵離☲艮☶兌☱消息。夫惟消息爲導引長生之道。故可以伏化天下。無爲而治。人得安樂壽考也。

(甲)呼吸之目的在製造新鮮純良之血液

吾人肉體中第一重要之物質。卽爲血液。前已詳之。但血液之作用。第一應使其新鮮純良。第二則吸收養分。但此二者非藉呼吸不能收效。是不可不大加注意也。

吾人呼吸時。則自空氣中吸入酸素。此酸素何爲而吸入。又如何動作乎。蓋爲使體內起酸化作用所必需也。凡血液運行體內一週。先以血液自力所吸酸素。與細胞組織中之老廢物。化合而爲炭酸素。藉呼吸作用吐出之。更藉呼吸作用。而吸入空中新酸素。既吸入後。則使老廢黑暗色之舊血液。直化爲純良深紅之新血液。輾轉交流。循行全體。是卽呼吸目的之一也。

(乙)呼吸之目的在吸收營養分

空氣中所存者。不僅酸素。更有窒素。其量尤多。故吾人呼吸時。常與酸素同時吸入。然學者多但知酸素之效。而於窒素向鮮注意。近經某學者研究之結果。乃知窒素由吾人呼吸而入體內。其效果頗大云。

其效維何。酸素足使人身發生熱氣。然使熱力過度。體內老廢物然燒不止。則有害及體內組織之虞。是時賴有一物爲調劑作用。卽窒素也。

窒素者。各種食物內多有之。爲吾人營養物。世所素知。在食物內之窒素。供吾人營養。而空氣中窒素亦有同然。所以供營養者。卽在其調劑酸素劇烈之燃燒。使得中和之度。然於此應注意者。窒素較酸素。其質甚輕。又無甚大壓力。呼吸之時。雖偶吸入。亦不留滯肺中。與血液混和。卽直飛出體外耳。世所稱爲滋養分者。若肉類。若鷄子等。漸聒人耳。然若而人者。大抵呼吸法惡劣。不知取天然滋養分之窒素耳。若將此無價至寶。飽事呼吸。則足乎己而無待乎外。決不必乞靈於肉類雞子。爲無上滋補劑矣。

譯者按。藤田氏此言。東西各國近世公言也。北美有所謂瑜伽宗者。本來自印度之一種外道禪。合以北美之新科學哲學。而新組織者。其鍛鍊法。大抵食最甚少。每日僅麵包二三片耳。其功要在靜坐呼吸。其學說趣味豐富。異日當介紹之。而友人某。用運氣之工。數日不食。毫無所苦也。禪宗多有入定經一七日。或多日不食者。其顏色轉潤。皆同此理。此理驟聞之。若難領會。但觀冬期蛇蛙蟲類動物之蟄眠。知人亦動物一種。一日三食。并非天經地義也。至動物體內。多有微蟲寄生。食其肉者。大與養生有害。今醫家屢言之。伍廷芳博士延壽新法書中。所述成績可證。商務印書館出版美國有素食黨。日本亦盛行。遯居日本。一老女僕爲余言。其少時。曾未見養豬與食牛肉之事。蓋日本素奉佛。又海國。唯食魚貝類也。維新以後。歐化中毒既盛。此亦日本人評語爭以肉食爲養生之必需。而病夫亦愈多矣。最近士夫。乃大倡肉食亡國之論。醫士多贊成其說。其風氣消息之故。無難預測也。

約而言之。空氣中足爲吾人營養品之窒素甚多。若能用善法呼吸。飽收窒素於血液中。儘足供給體內滋養之用。更無須於食物中別求窒素。此又呼吸目的之一。天賦吾人以此作用。不可自棄也。

(丙)呼吸之目的在使血液循環良善

雖有純潔血液。含無窮營養分。然使不能循流全身。而滯於一處。是卽爲一切疾病之原。決不能強健身體。於此有二木博士之新學說。茲介紹其梗概。

一、血液停滯之原因　凡人身體。其血不滿二升五合。此血周流人身。歷千萬遍。無有停時。人則康健。若偶因他故。循環不適。新陳代謝之作用不靈。則種種疾病以起。此時血液。卽由二升五合。減爲二升。乃至一升五合。於是人之血色惡。手足冷。精神倦怠。腹痛肩重等病俱現。然其血液停滯之處。皆在腹中。腹者爲能伸能屈之壁。恰如橡皮。寬而能容。若食物。若湯水。若糞若尿。咸儲其中。平常健康之人。全身血量。殆半儲腹內。若腹不緊時。致血量三分之二。留滯於中。則分配不勻。此盈彼絀。不但他處成爲貧血。腹因血滯亦必大困。舊血壅遏。新血不入。腸胃作惡。消化不良。因之黴菌繁殖。遂起醱酵、氣溜胃擴張、慢性胃加答兒等病。又以胃腸運動鮮少。常患便祕。以醱酵故。起腸加答兒而致下痢。以氣分作惡、阻礙消化、而吸收惡性物質。於是腦神經受刺激。發腦病、神經衰弱等症。凡此血液凝滯。消化不良。爲致病本源。故肺臟、胃臟、腹膜、肋膜、及他諸疾。乃紛然俱起矣。

二、腹部積血逐出法　其法以入力於腹部。使其堅固。腹堅固則內部之壓力高。壓力高則積血返於心臟。更由心臟機關。周行全身。至入力於腹。使其堅固之法。則以運動橫隔膜爲主。橫隔膜爲腹與胸中間一層之膜。形如傘蓋。筋肉如撐傘之骨。以備張弛。筋肉縮。則傘蓋低。橫隔膜下降而胸廣。胸廣則肺廣。是時腹部。狹窄而前出。腹既前出。腹中所有胃腸。皆從上壓下矣。

更有與此反對之一法。若橫隔膜向上。則胸狹而肺縮。是時腹部寬廣。內臟後引。

腹皮凹下。以上二法名曰橫隔膜之運動

橫隔膜運動。則腹部壓力高。壓力高。則停滯之血液。皆歸心臟。此法卽腹式呼吸也。

心臟與腹壓之關係　欲使血液循環良好者。除前述外。尙有心臟與腹部壓力。不可不知。

心臟爲筋肉之囊。有如橡皮囊之入於水中然。有出血與迴血二管。其血管口。有二瓣。心囊收縮時。則血液從管射出。半分流行於頭胸手足等處。半分流行於腹部而存儲之。於是心臟空虛。逾時組織細胞之彈力。與腹中血管自性之彈力。腹皮與橫隔膜之壓力等。同事收縮。使血液復歸於心臟。

然是時也。若腹力弱者。其腹壁彈力微薄。不能將腹中血液。壓迫之使返於心臟。因而血停滯腹中。腹血旣停滯。於是手足頭胸各部分所需之血。分配不勻。不能如其定量。又應發出之血。但儘腹內血管容受之量。壅遏充滿。徘徊不進。因之消化遲鈍。或一餐或二餐。或不餐。其腹、大小。亦無、大變異。此皆、由積、血、停滯、之故。故養生者。於此。當善注意。使血液運行無滯也

有病腹部動悸者。概係腹皮柔軟。故時時動悸不絕。腹力、既弱。則血、液、回、歸、心、臟、之量、減、少。全身血、分。卽感、不、足。故其心、臟、於、一分時。不得、不、頻、動、八、九、十、次。乃至、百、次。此爲動悸之原因。然若腹力充足之人心臟回歸之血多。其心臟一分時間。僅動六七十次。所發之血。已足用矣。

譯者按二木博士之腹式呼吸法有單行本日本醫學界盛行之。修養界之珍書也

（丑）不自然呼吸與自然呼吸法

無論何人。由母體產出。卽有與生俱來之呼吸法。且未產之先。卽營呼吸者也。蓋此呼吸之法。初無人敎之。實發於天然而不自知。遂皆習而不覺。似無庸特定新呼吸法。是固然矣。但其呼、吸、方法。果與自、然、理、法、契、合、與否。是爲一大問題耳。

（甲）不自然呼吸法

不自然呼吸法者。反乎自然大法。而爲病人所最忌者也。既不自然。則不能製造純良之血液。不能吸收營養分。又不能使血液循環良好。因之心身常虛弱。易罹疾病。日與醫藥爲伍。以度光陰。其結果也終罹藥物中毒之慘而已。

據醫家言。凡人類之肺。共有七億二千五百萬之氣胞。若此氣胞平列並置。則占二萬五千方米突面積。故晝夜二十四時間。由呼吸作用運行於此大面積之血量。凡八千康達里。（一康達里爲百啓羅米突）吾人呼吸時。其呼出也不可不將此多數肺氣胞中所有惡空氣。所謂炭酸氣者。盡行吐出。其吸入也。不可不將空氣中之酸素窒素悉充滿此肺氣胞中。然吾人常時呼吸。多僅由肺尖呼吸。或胸式呼吸。但能用肺之上部。而其下部。盡爲無用。如此不自然呼吸法。肺氣胞之半分。全然虛設。卽當吾人吐氣之時。肺氣胞內半分之炭酸氣。依然存在。吸氣之時。尚未充滿肺氣胞之半量。其他半部悉歸無用也。夫吾人有天賦自然七億二千五百萬之肺氣胞。以保持吾人肉體之健康。故不可不用其全量。以爲吸酸吐炭之用。然如此不自然呼吸法。曾未用氣胞之半數則其不健康也乃必然之結果耳。虛弱也。多病也。又何足怪。多數人中。能保持健康者至少亦理勢之自然矣。抑此不自然呼吸法。不合於呼吸之目的。固已。而吾人從天然簡朴生活。入於今日生存競爭複雜之生活。凡心意勞動。姿勢不整。衣食住之不適宜等。皆爲呼吸不自然之最大原因。故不可不逐漸改良。雖非一朝一夕之功。但注意自然呼吸。乃爲切要矣。

(乙)自然呼吸法

自然呼吸法者。欲使人類生於斯世。敎以合於自然理法之呼吸也。觀彼強壯嬰兒安眠時。一呼一吸。皆由下腹。此卽自然呼吸法之一斑。詳言之。卽吸息之時。橫隔膜下降。腹部外突。胸部容積擴大。肺臟呼吸平等周徧。空氣入肺時。得充滿肺底。又呼息時。腹皮縮而深凹。橫隔膜推上。肺底之惡空氣。外散無餘也。要之卽常於下腹部用力。一呼一吸。徐依下腹之運動。及橫隔膜之運動。以行之者也。

若吾人行住坐臥。常保存此呼吸方法。則得製造新鮮純良之血液。吸收營養分。又使血液循環流暢。斯乃合於自然大法。而克保健全之體質矣。

此自然呼吸法。醫學博士二木君名之爲腹式呼吸。此法與吾人疾病健康有如何關係。從生理病理種種方面說明之極易了解。茲介紹其梗概。

（丙）腹式呼吸之功能

腹式呼吸。於治胃腸諸病最宜實行此方法。若慢性胃腸加答兒胃擴張等。均可不發。蓋胃腸病之原因。一由胃液分泌不足。二胃之吸收力薄弱。三、胃之排泄力缺乏。此三者。爲其重要原因。又有一因。卽鬱血滯留胃液分泌不足。食物在胃。醱酵鼓氣。以致胃部次第擴大。再加以外諸病因。而胃擴張病成矣。療治此病之法。莫如用腹式呼吸。使腹部壓力強固。血液之循環良。胃液之分泌增。消化力吸收力排泄力均能充足。胃病自愈矣。或疑依此呼吸法。入力於腹。腹血管緊縮。恐阻遏血液之循環。此決不然也。蓋心臟專司運送血液於血管內。其力極強。過於腹力數十倍。且其人苟腹壓力強。則心臟活動力必益盛。動脈血與靜脈血之循環。皆愈活潑也。

患胃擴張病者。若用此法增加腹壓。初時因胃中所蓄腐敗舊氣。受壓迫故。必感微苦。然能忍此苦痛。更續用此呼吸法。使腹壓愈強。放逐腐氣於體外。則胃容積縮小。得遂其天然動作矣。

又腹式呼吸。亦能運動神經。神經之屬腹部者爲迷走神經。內臟神經等。皆甚切要。其在胃腹壁中。名固有神經叢。凡此諸神經。因腹式呼吸及腹部壓力。而受機械的刺激。或與胃腸以興奮及制止之運動。或司胃腸血管收縮。及擴張之機能。或促胃腸液亢進。或向腎臟令尿道暢利。或由反射作用。而調整肺部及心身之機能。或營全身血管運動作用。而令各部血行平均。由此諸效能觀之。可知腹式呼吸法足刺激各神經。使感通全身。其重要可知矣。

又若腎臟、脾臟、膀胱、子宮、卵巢、精囊等生殖器。並肛門、痔等。全體各部。無不蒙腹式呼吸之利益者皆與上述之理由同。

又行此腹式呼吸不獨衛生上有良效於精神及他種道藝上皆生絕大影響凡用肩息及用胸息者極易動心至用腹息者則視天下決無可驚之事足擾其神。蓋由始終用力入腹心臟不妄動搖因而精神鎭定若柔術家擊劍家弓術家馬術家諸技藝皆得藉此造其極致所謂膽大如斗萬物莫撓匪特其精神逈異卽觀其人之腹可知與普通人大殊不獨武藝爲然若繪畫歌曲諸小藝達於極致莫不由此要之下腹入力藏氣丹田非僅衛生上之事乃精神修養上之功若讀書時行步時對話時行住坐臥皆不可忘修習久之雖値息出腹空亦常於下腹堅持切勿稍懷疑念曰邇來已得效果否耶但當儘力爲之須臾勿離可矣。

譯者按此節所論由腹式呼吸而及精神界由精神界而及百家技藝此學若博證之極爲深遠急索解人不得中土之書契此理者未之多見惟在日本人士各書中論及此理者甚多蓋得吾國三代以前道藝同源之嫡脈而承繼吾古代文化系統者也今欲略論之則須入博物院而參考三代鼎彝窺其制器

尙象之精義。便知古代聖人所以畫象而民不犯之故。斷非淺學可解而可參證者。則周易黃老莊列。與佛教之禪宗眞言宗也。若列子言道藝神化處。尤妙。是在神悟者。

靈齋曰。余昨年七月於麻布之渡邊邸。始遇二木博士。得聞此偉論。余此時。對於呼吸。不僅於生理方面知識。大有所得也。蓋博士之卓見與吾主張多合。其所謂腹式呼吸。與余所主之丹田呼吸。全同。且博士溫良恭儉威儀德輝。令人一望有悅服之意。誠不愧當代國手也。故附記於此。

腹息者。即從丹田呼吸。是所謂堅固其腹者。即鍛鍊丹田。是此爲我東洋之特色。自數千年以前。以種種形式方法。輾轉留傳。以迄今日。爲自古無病強健之要訣。又凡百藝術及其他可稱爲奧義者。多由此產出。然所謂丹田鍛鍊者。果用如何方法。又具如何效能乎。凡此理由。自昔漠然。偶有及者。亦多屬抽象之傳述。今由二木博士。始將其大半表曝於世。故余於此。有無窮之感謝也。又此丹田鍛鍊。入力下腹。使血液循環良好。其義尙有未盡。未易得十分之解說。今姑畧之。

譯者按。關於此節。中外各書可引者甚多。鄙人異日當博采而介紹之。以供有志斯道之參證。期於完備。以饜衆望焉。但中級以上。漸入佳境。不盡可以口舌傳。傳之亦無效耳。孔子繫易之終篇曰。書不盡言言不盡意默而成之不言而信存乎德行夫亦在乎熟之而已矣實行而已矣。

此自然呼吸漸入漸深又依某方法習熟時遂入於無呼吸狀態與自然界大我有冥合一致之妙境乃自然呼吸上乘也詳於後章。

譯者按此處所謂自然可用老子道德經自然之意會之。

第四節 精神作用

屬於生理方面呼吸作用略具前節。今更就精神方面研究之。呼吸作用於生理之自然運動法。已具一定方式。及特殊功能。然若欲發達極致。則非待精神動作不可。且此息心調和修養法之主點全賴精神作用如前章所述。精神與肉體之關係。精神及於肉體之偉力可知。精神不但影響呼吸作用其及於肉體全部之效實可驚歎。但此偉大之心力。由活動方面不一。故其效恆潛而不見。且有時活動錯謬。反發生惡現象。爲害於身體。然苟善用之。加以鍛鍊。施以規律之動作。則不特可左右區區肉體。且有驚天動地征服自然之偉績。茲於精神運動法。分左數種研究之。

一 雜念

人若向未從事修養者。試在靜處。爲五分鐘之靜坐冥想。於自己心中狀態。默默觀察。當此極短時間。覺心境中之雜念妄慮。紛如亂絲。一念未平。一念又起。舊影未沒。新翳又生。生滅不停。有如禾痲竹葦。繁猥錯亂。不可名狀。又心海茫茫。感情激動。如怒濤狂瀾。洶湧不已。欲求其循一定軌道。暫時少安。殊不可得。因主心不定故。心身亦不能保其和平。呼吸逼迫。血行擾亂。常不調順。細胞組織之活動。亦爲遲鈍。於是天賦自衛之妙機。失其豫防能力。一遇外界病敵侵襲。遂中道殂其天年。豈不哀哉。佛教有惑病同源之說。謂身內所有疾病。皆煩惱妄心所造成。基督教亦言有惡魔來侵。惱亂心身。此爲宗教之言。而就吾人所實歷。致病根元。實在精神。其理亦同。然則吾人身中雜念妄慮。誠可謂自樹之大敵。興思及此。亦可怖矣。

按吾國醫學。向分內傷外感二大科。於一切百症。皆用五臟六腑、五運六氣系統說明之。而今西醫則分科無數。若眼科、耳科、鼻科、咽喉科、胃腸科等。截然區分。劃若鴻溝。平情論之。中醫之於凡百雜症。概以系統說明。雖甚便利。而容有敷衍不切之處。然西醫又不論全體系統。互相關切。枝枝節節而爲之。又豈得當哉。惟中醫有不治已病治未病一語。其理最精。其治未病之法。以調氣養心藏精安神爲要。故曰。恐懼不解。則傷精。怵惕思慮則傷神。喜樂無極則傷魄。悲哀動中則傷魂。憂愁不已則傷意。盛怒不已則傷志。勞倦過度則傷氣。至其治法。先天治法。本乎陰陽。後天治法。本乎血氣。蓋深知一切病根。皆先由七情不和而生。此醫學生理心理神學之精詣。經近人愈證而愈明者也。蓋心爲身君。天君泰然。百體從令。病安從生。譬諸一國然。上有強善統一之政府。下有分官盡職之百僚。決無萑苻之盜。忽然乘隙而入。雖猝遇敵國外患。尚可合力禦侮。治國有然。治身亦爾。故長於內養者。決無夭壽之虞。而婦女性多憂鬱。故心氣血分之病爲尤多。其理亦與此同。

又藤田用歸納法。證明佛教惑病同源。耶教惡魔致病之理。與今所謂精神致病之理。是一非二。夫精氣神爲三寶者。道家之言也。吾故曰。治世間法。莫如道。誠知生命重於天下。除使天下安樂壽考。享長生天年以外。無所謂文明眞幸福。則神農黃帝以前七十二代之文化。其故可思矣。

二　無念

吾人既知雜念及妄慮有害於生命。如是可怖。不可不急求掃除之法。故古今賢哲。

莫不汲汲致力於此。其術雖殊。而理則一。所謂調息法、靜坐法、無想觀、誦經、念佛、等。不過達此方便之一法門耳。

無念者指心中狀態。無思無慮。宛如大海平鏡。一波不起。湛然空明。如睡如死。是卽所謂無念也。蓋無念者。卽與腦神經以休息。使得安靜樂地也。腦既得安靜休息。則可以恢復其疲勞。凡雜念妄慮。足使腦細胞役役不休。於是障害血行。減殺活力。今得恢復。則是等患害。均可無慮。全身各部。自漸臻健康之運矣。

然於此須大注意者。此所謂無念。就精神上動作言之。屬消極而非積極。退守而非進取者也。故其精神無特別之活氣及生力。不免陷於悠悠茫茫委心任運之弊。此等缺乏活氣生力之精神。但可維持心身消極之平安。時值太平。雌伏不動。一旦風雲變幻。動機忽生。破心身之和平。忽遭病敵之逆襲。平素無預防之力。倉卒應戰。除束手待斃外。毫無他策。終於滅亡而已。古來以此無念爲終局之修養家。往往中途挫折者。皆墮此道故耳。且也。常以無念爲事者。形若槁木。心若死灰。活動能力。寖以

消滅若値今世劇烈競爭而趨向於此不僅不宜於個人若由一鄉以至一國成爲國民習性尤爲大失計彼印度之滅亡中國之衰敗蓋多由於此也

譯者按藤田氏所論不愧爲有體有用之大學術家足砭枯禪之弊與不佞所主正合允得黃帝陰符老子道德之旨矣至謂印度與吾國以好靜致弱亡是理固然然印度與中華俱世界文明大國其所以演成此風氣者蓋地理山脈一統局勢形格勢禁限之使然其因複雜亦難以一言盡文化演成非盡關人事也至印度民族具世界惟一之特殊宗教性又當別論今西人與印度之交通漸繁凡世界欲研究宗教學術高尚哲理者一至印度無不受其偉大感化異日世界根本解決之文化必仍以印度文化爲歸宿無可疑者有聖人起不易吾言不佞所敢下斷語者也

近時吾國頗流行一種靜坐呼吸法倡導此無念觀以爲唯一無二上乘修養謂可除雜想入無念開安養之門達極樂之境然於此當注意者所謂無念是止除雜念耳尚未爲上乘極致也初啓修養之門戶耳小乘耳果有志斯道者須爲竿頭進步踏破小乘藩籬而遊大乘寶宮決不可跬步自封稍得爲足也其境惟何卽所謂無念之念之妙境是

譯者按藤田氏此語。其意甚明。蓋卽諷與彼旗鼓相當。有徒數萬之岡田虎二郎氏也。由藤田氏一面之言。誠哉不誤。然岡田氏尙有岡田氏境界。不必遂如藤田氏所言之弊。何者。余曾晤岡田。聆其言論。望之儼然。卽之也溫。徒衆圍繞。自是一家宗派耳。友人蔣竹莊君所著因是子靜坐法中。略述其學。異日當完全介紹岡田氏學說。以資參考焉。華嚴經善財童子。南行五十三參。遍訪善知識。乃得大道。博觀約取。是在善學者。

三　無念之念

一切雜念。排除淨盡。入於無念無慮。如睡如死之狀態。是謂無念。但於此須注意明辨者。並非眞睡眞死也。無念之中。生氣盎然。燎乎如炬火之耀。暗夜輝乎如明月之照。太空其靜夜太空是無念也。火明月朗是無念中之一念也。此念者生人之活氣。大化之眞元。卽予所謂觀念力確信力。是以下就此二作用說明之。

譯者按藤田所謂無念之念。其義甚圓。藤田氏固自命爲大乘極致。得宗教上精髓者。雖其所親證之詣。未必果如其自所信。然要可謂確乎不拔。能自受用者矣。證諸老子。卽所謂古之爲士者。微妙玄通。深不可識。無爲而無不爲。周易所謂寂然不動。感而遂通天下之故。不疾而速。不行而至。非天下之至神。其孰能與於此。而若以佛法論之。世尊說法四十九年。終歸於涅槃。其於說阿含、方等、般若時。則說苦、說無常。說無我。說不淨。說空。至最後涅槃經。則說非空非有。終以說常、說樂、說我、說淨、爲歸宿。夫涅槃者。寂照二字義也。所謂寂者。就法相言。所謂照者。就法體言。妄相既寂。眞體乃照。卽楞嚴所謂生滅既滅。寂滅現前。絕非愚俗一知半解所妄測佛法爲空滅厭世也。凡此皆爲妄語魔說。豈正法哉。今藤田氏所說無念之念。無念者。亦謂妄念空寂。無念之念。卽眞體圓照也。凡上所舉。用圓融法論。皆可滙通而得其彷彿耳。

（甲）觀念

余茲觀念一語。與普通心理學所言觀念。意味不同。蓋含思惟、思念、專思、專念、等義。卽於某一事物。專思專念。使其物之事理。十分明了。深印自己心象中。時時活躍。無能舍棄。有此種觀念。名曰觀念狀態。若吾人心象。一達此域。其力偉大。殊爲可驚。精神足以征服肉體。治愈百病。全由此觀念之作用。名之曰觀念力。獲得此觀念力時。不但可醫一己疾病。並可與他人肉體精神以變化矣。

譯者按。古聖哲多言教言化。罕言教育者。噫安得知精神變化之故者。而與商量化育之事乎。記一聯云。庭栽棲鳳竹。池養化龍魚。蓋言化也。

（乙）固信

心境狀態。位於觀念與確信中間者。有所謂固信之一階級。蓋其觀念力雖養成。仍未入確信狀態。尚徬徨二者之間。名曰固信狀態。

此固信狀態。從二方面養成。一由上述觀念狀態。赴確信狀態。於其中間。經心意進步之歷程。而自然得之者。二或依他動機。他方法。逕直接得此固信者。前者爲修行程度。自然階級。無置論之必要。至直接達此目的者。或由感情或由迷信之動機。亦可得之。然由感情迷信來者。多僅屬一時熱潮。難以永續。一遇挫折。卽歸散滅。決不足貴也。非特不足貴。且有時須避之。

（丙）確信

由觀念以至固信。由固信進至確信。此爲心意發達之極致。修養上乘之終點。確信之心意狀態究如何。蓋超越宇宙之相對界。而入絕對界。綜括所有後得智。而得根本智。於宇宙眞理。確然信悟。故名確信。佛家所謂決定信。又曰金剛信也。人若

一獲得此信力則入於不議佛祖不見邪魔外道之妙境斯宗敎之眞髓得而達修養極致矣

無論信何宗敎習何種修養法若於其宗敎之敎義修養之眞髓未得實在受用與自己同化其敎其養必屬外物修習之人如數鄰家寶欲致己富無有是處若欲體貼眞髓與己同化則全依此確信力故確信力者一切修養法之根本義諦也

但此確信狀態以何法得之乎卽不外以純潔無垢之理性確乎不拔之意志熱烈炎炎之感情爲必須條件若宗敎之坐禪法念佛誦經懺悔祈禱皆不過入此確信之方便法門但其法頗難故雖偶有達其一部者而多數徬徨戶外未易升堂入室今所以介紹此息心調和法於世者卽以此方法較他法爲簡便故耳

第二章　實修方法

第一節　內容概況

本修養法之命題目的效用等具如前述本章乃述其實修方法先就其內容舉其大綱

一、調身法。二、調息法。三、調心法。

其調身法。有通法與隨意法。調息法。有努力呼吸、及丹田呼吸、體呼吸、三種。調心法。隨修養進步之次第。分爲觀念、固信、確信、三者。且通三者。以公案爲施術之利器。而調息法與調心法互爲結合調和動作者也。今以表示其結合調和之系統。

實修法內容表

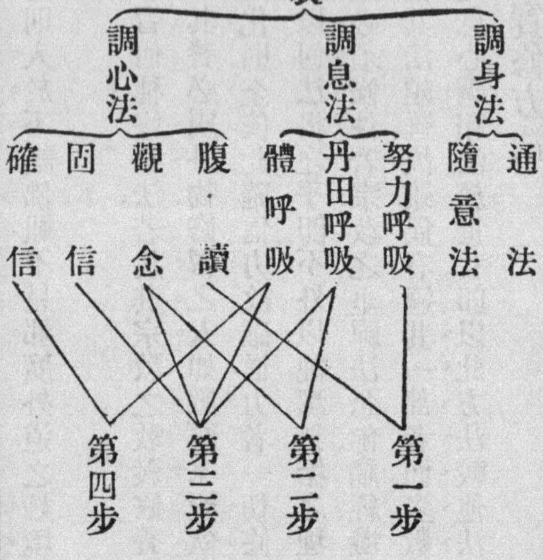

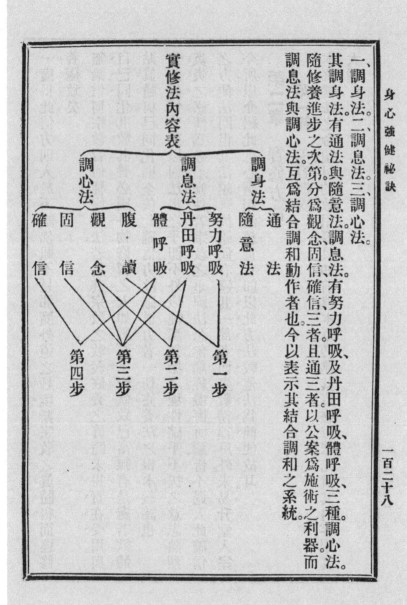

學者乍見此表。似稍難領會。然實極簡易。其要點不過由淺入深。如調息法中之努力呼吸。爲丹田呼吸準備。丹田呼吸。又爲體呼吸準備。要歸於體呼吸爲究竟。又調心法中之腹讀。爲觀念之準備。觀念又爲由固信進於確信之準備。故果能得確信之觀念。則其他概歸無用。而此二者和同動作。屢述如前。先用調息法。期漸進於體呼吸。又精神作用方面。先掃除雜念而得觀念。進而獲最後之確信。

第二節 調身法

調身法先宜注意身體適當之姿勢態度。若坐法等。其他則關乎時調身用意各事。

一 通法

欲實行此修養法時。最須注意者。卽適當姿勢是已。先向下腹部用力。使其突出。（按常人多不知此法。又初用力時。總苦力不及於腹。其法卽緊閉口齒。徐由鼻中向外出氣。而微有聲。氣出至力不能再出時。下腹自然向外突出矣）又使脊柱骨正直勿屈如弓。首勿傾於前後左右。耳與肩對。鼻與臍對。此姿勢應時常保守。不但實修時爲然。任何時任何地。決勿忘却。須臾不離。是爲至要。

譯者按此爲入手第一事。若不從此正姿勢著手。其餘一切皆無所附麗。必如此而後爲眞實修身之學。非抄誦講義可比也。其法與天竺禪宗靜坐略同。吾國黃帝以前。人壽極長。蓋道教修定之法。大概亦爾。退化至三代。孔子中興。改爲儒教。僅致力於禮樂之文。以固肌膚之束。筋骸之會。雖遺其精神。尚存其形式。比禮壞樂崩。則舉國若狂。手足無所措矣。每一人至前。或輕率。或粗暴。卽以威儀論。已不合爲人之道。而尙囈語文明。幸福哉。

又按古來聖哲。無不注重威儀者。威儀之美。至於佛而極。故曰三十二相。八十隨形好。故贊佛者。皆贊其容相之光華美妙。至中國揖讓聖君。首推堯舜。尙書美其德曰。欽明文思安安。又稱舜曰。濬哲文明。温恭允塞。而史記五帝紀美堯曰。其仁如天。其知如神。就之如日。望之如雲。凡此德輝之盛。要以心正身修。威儀端正。爲本試以此理博證詩經所贊美所諷刺者。便可悟世運升降之故矣。譬如飲水。冷暖自知。此可與知者道也。

二　隨意法

隨意法者。於實修時坐法。不拘一格。或半跏趺坐。或全跏趺坐。或踞坐。或椅坐等。可任意爲之。

半跏趺坐者。佛徒坐禪結跏趺坐時之略式。其法以左足置右股上。由實驗所知。此法於長時間最宜。若正式打坐。應取此坐法。然初步試習經二三十分時。卽感痲痺疼痛。然亦不久卽愈。唯初學不無微苦耳。

譯者按凡事初學總有微苦。卽初試一筆。初易一履。且然。而况修習安心治身大事業乎。故總以能忍小苦。習久坐之法爲良。又趺坐者其法來自天竺禪道。蓋由天竺爲世界民族一切道術發源地。積經驗而傳其法。故既耐久。又益身心。所謂小定三日。大定七日。終無患苦。若欲精修。以此法爲最良也。半趺者。定法以左足置右股上。然亦可以右足置左股上。若全趺坐。則除左足置右股上外。更以右足引置左股較半趺坐法又稍難也。然凡事習久則自安耳。至初坐畢時。勿遽起身。可先微搖其身。次動下身。次上身。次頭。最後乃徐徐開目。頓覺世界光華矣。若感足股疼痛痲痺。可於醒時。以手緩緩向患處按摩。以助血脈流行。逾時自然復舊。幷無所苦。凡修定者須「善入住出」此之謂也。幷可取童蒙止觀六妙法門。及大乘止觀等書讀之。

踞坐者。日本人習常之坐法。但於此應注意者。非如日本人平常坐時。以兩足跪置臀後。應以兩足大指重疊之。其前兩股膝面少開而踞坐者也。此法不獨實修時爲然。亦可於平時。養成身、體、嚴、整、之姿勢。

譯者按此所謂踞坐。係借用東名。因中文無適當名字。故蓋吾國今所用坐字。在漢以前。本與日本同。及後變成椅坐。而對於古坐法。并無他名以區分之也。古坐皆於室中置席。界如今之跪。故稽首再拜極便。我國漢世尙爾。古時君臣互相拜跪。無可輕重之可言也。今日本常禮。仍用拜跪。何者。席地而坐。坐與跪本是一非二。故初至日本。驟習跪坐。殊不便。久之亦佳。藤田氏稍改良之。謂足以嚴正姿勢。誠不誣也。

椅坐者。即自然坐於椅上。兩足下垂。是其腳底可置一小臺以接之。使腳勿過懸。此外若端身直立。若平臥床上而爲之。無論行住坐臥。隨時隨地。均可實修。但須注、意、姿、勢、之整齊耳。

譯者按以形學重學之理論之。人身體但取其成直角耳。不論坐立行臥。其直角無異。故任何姿勢皆宜也。

第三節　調息法

一　何謂調息

調息法者。調和氣息之謂。分努力呼吸。丹田呼吸。體呼吸。三種由粗、入細。由細、入密。以發、揮吾人天賦呼吸之本能爲。古來所傳呼吸學理。不遑枚舉。而能論列其方法者殊罕。惟佛書天台宗之小止觀。有風、喘、氣、息四種說。確能示調息狀態者。今略述之。

呼吸有風相、喘相、氣相、息相、四種。風相者。鼻中之息。出入有聲。喘相者。息出入時。結滯不通。氣相者。氣息無多。亦不結滯。但出入不細。息相者。出入無聲。又不結滯。綿綿密密。若有若無。若論其極。此時呼吸。恰如不從鼻孔中出。而從全身八萬四千毛孔。雲蒸霧起。出入往來。前之風喘氣相。三者氣息不調。故致心身擾亂。及至息相。心氣勻調。全體安適。悠悠、而入極樂境界。

又古傳呼吸與精神之關係。有息調則心調。息外無心。心外無息等語。亦與小止觀所言。息相相合。惟有一疑問。欲得息外無心之妙。其方法何若。付諸缺如。蓋眞調心。必須眞調息。眞調息須待眞調心。二者全爲輔車脣齒之關係。世尙未將二者關係。

善爲聯絡。運以適當方法。洵斯界一大恨事也。余雖不敏。竊願以此調息法。補其不備云爾。

譯者按小止觀。卽上所云童蒙止觀。較多者有删定止觀。天台宗以居天台山故名。此宗專宗妙法蓮華經。故又稱法華宗也。

二 組織調息法

於此先就努力呼吸。以次述之。

(甲)努力呼吸　調身姿勢旣如前法完備。先安身寬體。將身向前後左右。稍稍搖動四五次。此時覺以身樹立於大地之上。有如植木。姿勢旣合。次乃閉口。從鼻以行呼吸。卽使橫隔膜爲上下運動。運動五六次。然後輕閉其目。左右手勿可著力。聽其自然置在兩膝之上。乃向下腹充滿氣力。可發聲嗡嗡然。自覺吾身有如泰山巖巖巍巍然。高聳雲表。卽令風雲陡起。亦毫不動搖。

注意　此姿勢態度。不但努力呼吸時爲然。須時時保守勿失。

譯者按入坐時。以先向外吐濁氣數口爲宜。蓋先呼後吸也。又由此可悟大學之道。知止有定之意。所謂修身爲本。本立而後末可治也。

努力呼吸者。前已言之。與自然呼吸。幷無大異。但所殊者。吸息呼息時。皆須用力於下腹部耳。詳說如左。

方呼息時。先應暫爲忍耐。使其氣力充滿於下腹。嗣乃徐徐自鼻將息送出。宛如線香之煙。此時腹部。一面加力。且徐徐低凹緊縮。橫隔膜次第向上。胸部則狹窄。於是肺底濁氣。可以擠出。

至吸息時。自鼻中徐吸入新空氣。使肺中十分充滿。橫隔膜向下。乃向下腹用力。徐徐送之。當送畢時。以停止少許時間爲宜。名曰停息。停止時間久暫。由各人練習程度而殊。但先可以十四五秒起。漸至三四分時。

以上呼息吸息二法。循環爲之。稍覺微倦。其呼吸亦漸漸減少。乃移於丹田呼吸。

(乙)丹田呼吸　此法與前努力呼吸法同。但所異者。下腹貯力時間。有長短之差耳。前之努力呼吸。但以氣力充滿下腹。充滿以後。儘意放置而已。此丹田呼吸稍充力後。旋卽吐出。與彼之腹式呼吸畧同。由此法反覆爲之。則出入息漸細微。遂如無呼吸狀態。至此然後可進論體呼吸矣。

譯者按丹田呼吸與努力呼吸之異點原文已明晰其實卽換氣與不換氣之殊耳努力呼吸者程度尙淺但能吸氣納於下腹尙不能於下腹中活動自在不能換氣丹田呼吸則下腹能換氣其呼吸主點用力處不在鼻不用肺而移於下腹之丹田故名丹田呼吸也又無呼吸狀態者殆道家所謂龜息與龜壽千萬年不飲不食殆以此也

(丙)體呼吸　體呼吸者。乃呼吸之最上乘。若前二級者。不過爲達此級之程途而已。雖云由丹田呼吸漸進而至體呼吸。但體呼吸者。實無特殊方法之可言。強爲形容之。卽無呼息。無吸息。若全不賴呼吸器之氣息。而從全身八萬四千毛孔雲蒸霧起。而爲呼吸。得此狀態之人。宛如古德高僧之入禪定三昧。心身自然脫落。意態安適。煩惱盡除。妄我盡去。離小己而與大我同化。所謂宇宙氣息。卽一己氣息。一己氣息。卽宇宙氣息之妙境也。

譯者按觀藤田氏所言。其精處仍是禪宗緒餘。惟於作用上。加以道教眞人派之點綴耳。佛言。若有人能向佛前言。尚有一言一法。爲佛所未說者。便不得名爲佛。諒哉。此鄙人言治所以以世法至精極高之皇道。納入佛教。僅其世間法極粗之轉輪聖王制也。

於此須注意者。眞正體呼吸。幷非如此易易。若謂吾人於此。已眞得其妙。未免輕率。然此實爲呼吸法最終之目的。最上乘之極致。故習此道者。不可不努力以期達此境耳。又爲此修養時。用公案法。助精神作用最宜。蓋眞體呼吸雖未易卽得。而屢模仿爲之。漸習漸熟。不難由近似而得眞實也。

故體呼吸者。無特別法式可言。但充氣力於下腹。而能換氣呼吸。聽其自然耳。然所謂氣力者。非普通之力。而爲一元大氣。所謂浩然正氣耳。此境匪言語可傳。非積久實修者。無從理喻。要不必求急。徐徐用力。自臻徵妙。呼吸之出入。亦只任其自然。不必特別注意。以不著意識爲宜。如此先求得體呼吸之近似。更於精神作用上。借公案之助力。爲至要也。

上所述調息法內共含呼吸法三種。其次序。由努力呼吸。移於丹田呼吸。由丹田呼吸、移於體呼吸。至體呼吸。實無他例可以借喻。必如是乃眞達呼吸之目的。蓋呼吸法。雖如何完全。呼吸之事。依然不廢。要無能脫生理作用之範圍。在生理作用範圍以內。自必爲精神作用所左右。旣受命於精神作用。則欲眞達呼吸之目的。俾臻圓滿。無論如何。必須待精神作用之活動。且學者應熟記本修養最後之目的。乃完全以精神作用爲主。而呼吸作用不過以爲補助機關。故於以下所講精神作用。須十二分注意也。

又因三種呼吸方法中。最易錯誤。及起疑問者。爲努力呼吸。於此更爲詳解之。

努力呼吸注意之件

一、當爲努力呼吸時。初由鼻吸入之氣。且勿急速。令其下降。暫使停貯胸膈之際。(前所謂停息)待胸間局勢稍舒。乃放過胸關。直入下腹。初習者於此當善忍耐。

譯者按當欲放下之前。須將胸膈向上略提。再放氣過關。最要最要。應須熟記。此爲上下關頭。若不善習者。用氣太急。輕則致病。重者可致昏暈氣絕。雖不致死。然亦當慮者也。若自爲之不適宜。則以從師修習。爲更穩安。

二、以氣力充滿丹田時。亦非一蹴卽至。其次序先由胸膈。使氣貫於頭腦。比氣力既充。乃使漸降漸下。久之下腹部以下。如磐石之堅而胸膈以上洞然淸虛。恰如毫無重量者。於玆點應大注意。

三、初行時。腹部及胸部後腦。或微痛。或感不快。練習稍久。則無此患。但因人性質不同。亦有仍感不快者。則初時宜緩緩着力。以次漸增其強度。

四、若曾罹重胃腸病、心臟病、肺病、又重腦病者。則暫舍努力呼吸一節。先營丹田呼吸。然後徐徐爲努力呼吸亦可。

五、此努力呼吸。入息下腹。儘力爲之。其呼吸作用。恰若中止。若以平常生理學論。恰有疑爲反害身體者。其實不然。此乃經多人所實驗修養者。毫無謬誤。蓋吾人平常思慮某事。當專心致念時。每需若干時間。致力於所思。此時常用力於下腹。

又或爲費力之事。欲提精力以赴之。亦必用力於下腹。凡致、力下、腹時。其呼、吸、必皆、一、時中止。凡此類動作。吾人時時爲之。曾無害及身體。此種努力呼吸。與彼理由正同。無可疑也。故但如法儘力爲之。滿量呼出。滿量吸入。決勿自生葛藤。惑於浮、言、也。

六、爲此努力呼吸之時間長短。本不必一定。但以己力所堪之度爲斷。不必十分勉強。平常用力至八分、度爲宜。

第四節　調心法

一　公案

欲實習本修養法者。其實習之始。必先選定公案。公案者。蓋本修養法之根本要義。其法極爲簡單。但以本人所抱之希望。用簡括之名詞。或一字。或一句。或古人成語。或自己新造。皆可任意。此等、文語。即名、之爲公案云。

例如膽怯之人。欲用此修養法。爲養成偉大之膽力。則可自以手指。於己腹上。寫云。

渾身是膽 四字。

又如氣不舒者。欲使氣血周流。充於全身。可取

氣周全身 四字。

又若多病之人。可取

無病強健 四字。

又若欲得宗教上信仰者。可取

靈光圓照 四字。或

不生不滅。生死一如。西方極樂。

皆可從經典上任意取之。若欲培宗敎上確實之信念。與眞靈同化者。亦同。取

決定往生 等字。

佛。神。靈。 等一字。以作公案可也。

譯者按妙哉藤田氏養生公案之大發明也原夫公案之原理。仍不過借此一念以收攝精神。注意一點耳。故用種種語句口誦心念。以使勿忘。或用一語。或用一字。此卽淨土念佛之理也。念念不忘。久之精神所注。氣血注之。氣血所注。身體骨格因而變換。百病去而精神旺矣。既知此理。則念佛可也。念菩薩可也。念觀音可也。念文殊可也。念地藏王可也。念彌勒可也。其他可以類推。又念誦有聲。可收攝心。易使不散。漸漸可入三昧。較精神散漫而枯坐以求禪定者。難易迥殊。其原理詳於楞嚴經第五六卷二十五圓通章大勢至菩薩亦由念佛得悟者也。觀念之法。俱載觀無量壽佛經及阿彌陀經。

又既知用口念心想收攝精神。却病得健之妙。可悟倜易八卦六十四卦取象之義。何者。周易或取山象。若

☶艮爲山。作山峯形。　孔子曰。仁者樂山。仁者靜。

☵坎爲水。作水波形。　孔子曰。智者樂水。智者動。

三離爲火作日光形。孔子曰。大人明照四方。

凡此皆寫意畫也。如代數之公式。a b c d 而已。而可以聚精神於此。故眞言宗（即祕密宗單稱祕宗）或專取此類之象。而道教各書亦多言八卦。余昔旣習科學後。初讀道書。乃大斥爲妄。投其書。比悟周易取象之義。後乃知彼皆假設之象耳。故非從師學。雖智者未易悟入。而愚人因成迷信。實則其學幷非迷信。亦幷非無理。特皆寓象耳。由此可悟三代製器尙象。湯武杯杖刀矛皆取銘之義。而古先聖王。所以能懸法象魏。而天下化。漢文詔書。所謂昔者唐虞。畫象而民不犯。其義深遠。非今日淺學所可推測也。嗚呼。至哉。

又念佛之理。關科學哲學心理生理各面。至爲深遠。絕非如世所斥爲迷信者。鄙人嘗著念佛哲學一書以證明之。用破羣惑而袪迷信焉。

選定此公案之要件。如前所言。可任意求之。以合自己目的。救己所短爲適當。然其選擇之法。則其文句須簡潔。意義須明瞭。故常以四字爲宜。二字或一字亦可。例如虛弱病者。可選

健全。 無病。 健。 等一二字。若希望膽力養成者。可選「膽」字。皆極切中時病也。

譯者按此卽老子所謂視之不見名曰希。聽之不聞名曰夷。搏之不得名曰微。雲門宗文偃禪師。有人問者。多以一字答之。時人謂之一字關。故曰一字關。透者希。孔子曰。參乎吾道一以貫之。曾子曰。唯。亦此意。而周易六十四卦卦名。多以一字。亦間有二字者。皆五帝以前七十二代大聖之公案也。嗚呼至哉。夫孰得而窺之。而鄙人常所取者。常在䷚頤卦。䷚者。卽本藤田修養法之妙解也。又與阿字觀正合。以此一卦。可包括本書一卷矣。不知此義者。未可與言本修養法之妙也。

公案既經選定後。不宜屢改變。然若習至滿一種階級。欲更進向前途。別擇一公案時。則作爲臨時試驗其觀念力亦宜。彼時可隨意爲之。

又此所用公案之名稱。本用參禪家之語。以恐混同故。今稍爲區別。

修養公案與禪公案之區別

禪學上所謂公案。乃坐禪家從師所受。或用某種文句。如言「日午打三更。向南看北斗。」「頭戴草鞋。」「騎牛覓牛。」「吃飯也未。」或用一物。如言「空華。」「只竪一指」。

「大蘿蔔頭」或用一字。如言「無」「妄」「我」此類是也。今茲修養上所用公案。與彼區別之處如下。

蓋禪家所拈公案。往往擇平常人所難領會文句。其意味究竟如何。驟難索解。今余所用者。正與彼相反。專取極明瞭之意義。令人一望而知。更無須多費工夫。爲最便利。

又禪所謂公案者。公案幷非其修禪之目的。只爲使其心性達觀之一方便。故其文句皆隨師意所授。而此所用公案。卽直爲實修之目的。切合其人之所希望。以定文句標準。

此外若細論之。尙有種種區別。然涉及專門。今可從畧要之禪家所謂公案。與此所云公案。名雖相同。而內容意味根本迥殊。不可混同也。

譯者按藤田氏所標公案。卽從淨土宗念佛原理變化而出。特淨土宗以之修心。而此則專以之養生。其預先標一目的。集全神注之。其理正同。具詳於前矣。比之禪宗公案。恰爲一正一負。一空一有。蓋淨宗與禪宗亦一正一負。一空一有。故習此二宗。若不了佛智。妄執一端者。每互相鬥諍。職此故也。

二　組織調心法

組織、調、心法者。爲本、修、養、法、之、骨髓。蓋既得觀念綱要。更進而修鍊心意以達確信狀態也。古來關於此種調心法。論說殊夥。而以佛教爲尤著。有種種觀念法。特立繁重之儀式。恆人往往不能爲。故未便推薦於一般社會焉。

譯者按。卽此可知宗教儀式。其中所含確有一種不可磨滅之理。未可全指爲迷信。又儀式亦可因時代變遷。亦不必執一也。此涅槃經所謂爲不定法者也。

余今所組織之調心法。乃避宗教上儀式。又不僅從心意一方面組成。兼於生理呼吸作用上聯絡。有強制之威力。自能先除雜念。超乎無念。而入確信狀態。使本修養法之全體系統。根本貫徹。今順次解釋如左。

(甲)腹讀

腹讀者。卽取自己所定之公案。於丹田中暗讀之。其法如左。

先爲生理作用之努力呼吸時。呼息吸息。努力於下腹部。使其公案同時在丹田中涵泳。毫無間斷。稱爲腹讀。又腹讀云者。不用口讀。而用腹讀之謂、驟聞之。似軼出常理之外。將使人疑爲用腹不用腦。無有是處。然此不過使公案二字。恰如畫於腹上。作此觀想。故名腹讀。并非能以腹代腦之用也。至其法。則先藏氣於丹田。作丹田中意識。取公案語句。反覆熟味之而已。

如斯爲繼續腹讀時。先由生理呼吸作用。使頭腦漸漸冷靜。雜念減少。又以全身精神。集注下腹。雜念次第消散。而入無念狀態。若得入無念狀態時。腹讀之公案。自然浮現於意識界、遂成一種觀念、而入確信狀態矣。

譯者按藤田氏此段極精。蓋一種神定狀態也。

腹讀之法如此。似若無關重要。實則腹讀爲確信種子。觀念確信。皆不過由此腹讀之公案。萌芽增長耳。故腹讀決不可等閑視之也。

譯者按腹讀者。爲造成觀念及確信之具。故腹讀爲因。確信爲果。無因則無果也。

腹讀之便法

腹讀公案時。或以文字形太複雜。欲使浮現丹田。十分明顯。頗覺其難。則可用一便法。先不用文字。而以紙或布。畫一圓形。直徑約八寸。置於面前短几或凳上。使恰當丹田處。於是端坐靜向圓形觀之。注目許時。乃閉其目。目雖閉。此圓形仍印象於腹中。歷歷可見。如斯圓形。於丹田中顯見時。再覺於圓形上有公案文句。雕刻其上。同時亦刻在丹田內。如此專心致念。無不成功者。

又有法可代此圓形。卽作一月體亦佳。對十五夜圓月而爲修養尤妙。恰覺月影妙光映入丹田。依此法格外易於奏效也。

譯者按此節論至觀法。直與周易佛法相通。非明佛易之道。不足以盡其妙。於易坎之象爲月。又心地觀經卷八云。

爾時文殊師利菩薩白佛言。世尊。心無形相。亦無住處。凡夫行者。最初發心。依何等處。觀何等相。佛言。善男子。凡夫所觀菩提心相。猶如清淨圓滿月輪。於胸臆上明朗而住。在空寂室。端身正念。結前如來金剛縛印。（結印者以手指結之有種種形）冥目觀察臆中明月。作是思惟。是滿月輪無垢明淨。內外澄澈。最極清涼。月卽是心。心卽是月。塵翳不染。妄想不生。能令衆生身心清淨。大菩提心堅固不退。

又月輪觀頌云。肉搏之上。身質之中。有一滿月。八面玲瓏。明了潔白。非紫非紅。淸淨無礙。玉朗冰淸。舒盈法界。卷收藐躬。火不能灼。水不能融。體有非有。性空非空。十方周遍。三世穹窿。上達佛聖。下逮兒童。迷沈苦海。悟成世雄。貪瞋癡覆。戒定慧崇。昇沈雖異。一本則同。或爲五智。或作六通。輝煩惱闇。驚生死夢。作三摩地。至普賢宮。五相具備。萬德幷融。須臾合掌。金剛成功。刹那稽首。靜智開蒙。薰習日寬。結緣門衆。願乘輪觀。速出樊籠。（日本興教大師撰）又王陽明中秋詩曰。吾心自有光明月。千古團圓永無缺。山河大地擁清輝。賞心何必中秋節。蓋自來修心鍊性。無不以水火日月喩人心性者。特就中觀法。以月爲妙。而藤田氏更以此法合身心爲一。其足却病延年。毫無疑義矣。此長生妙寶也。願有志修養者。精修實行。幸勿失之交臂。

以上所設數種方法。不論如何。要以能將公案文字熟思印記於丹田中爲宜。凡有方法。不過方便。不可執著也。

常人於運思時。但知用腦。腦用愈頻。血液漸漸上升。腦力漸疲。不但所思不能獲。反害於腦。若依此腹讀之法。置觀念於丹田中。養成此種習慣。雖平時運思。亦可不用頭腦而從丹田中搆思腦常冷靜則思考力愈強且可耐久以探索繁賾事理矣。至於禪學。其對於一公案。費力參詳。殊不容易。而腹讀之法。不過僅用此公案。爲一種器械。藉以抽出觀念。達到目的耳。此爲本修養法特色也。

（乙）觀念

余所用觀念一語。與普通心理學所用觀念之語。全然不同。已如前述。蓋此僅專思專念之意。若具言之。卽於所取意義最鮮明之公案。深印自己心象內。專思專念而已。得此觀念具如左法。

觀念之一

於努力呼吸時。先用腹讀公案呼吸漸深。頭腦漸冷靜。雜念漸減少。因雜念減少故。一方面精神作用之腹讀。同時進行。腹讀既進。則雜念益減。至於斷絕。漸進而雜念。消滅忽然入於無念狀態。卽腹讀中之公案。亦忽若忘却。然逾時。其公案卽浮現在前。卽覺十分明瞭。

當初爲腹讀時。對於公案。應十分注意。然及已爲觀念。則慣性養成。并不用注意。任其自然公案卽浮現丹田修練工夫。達此程度時。稱之曰「觀念之一」。得此「觀念之一」之心境。已足於疾病上有大利益。但若欲根本治療。及達他目的。必須更進一步。

(注意)徵諸已往經驗在第一期狀態中。若修習有恆而無間斷。已確可治愈種種難症。簡易如此。可不勉哉。

觀念之二

既入此觀念狀態更勤修不止。將所持公案。保守不失。公案益臻明瞭。雜念妄想盡去無遺。公案一點。浮現當前。宛如中秋明月。獨耀太空無復微翳。此可云曰「觀念之獲得」得此觀念時。更繼續修鍊。此觀念狀態之公案。渾然與大氣同化。瀰綸充滿於四肢百體。活潑潑地。有如一點眞陽。含於丹田。發爲美妙光燄。以行全身。得此。觀念。名曰「觀念活動力」。

譯者按此近中國八段錦導引法。所謂盡此一口氣。想火燒臍輪者。其法閉口鼻之氣。想用心火下燒丹田。使覺極熱。爲八段錦法中之一。其全文曰。閉目冥心坐握固靜思神。叩齒三十六兩手抱崑崙左右鳴天鼓。二十四度聞。微擺撼天柱。赤龍攪水津。漱津三十六。神水滿口勻。一口分三嚥。龍行虎自奔。閉氣搓手熱。背摩後精門。盡此一口氣。想火燒臍輪。左右轆轤轉。兩脚放舒伸。叉手雙虛托。低頭攀脚頻。以候逆水上。再漱再吞津。如此三度畢。神水九次吞。嚥下汩汩響。百脈自調勻。河車搬運訖。發火遍燒身。邪魔不敢近。夢寐不能昏。寒暑不能入。災病不能屯。子后午前作。造化合乾坤。循環次第轉。八卦是良因。

如上所言。得此狀態時。卽將自己與公案合而爲一。覺公案卽自己。自己卽公案。此時一身肉體。漸達自由自在之境界。所希望種種之目的。若所謂無病強健。膽力養成。惡癖矯正。意志鞏固。及他種種希望皆可得達。而病者愈。怯者勇。癖者正矣。但於此有一問題者。非他。卽得此第二觀念時期之遲速是也。

(注意)得此觀念時期之遲速。因人性質、體質、病質、及修習勤惰。合法與否而殊。然若勉力爲之。無論遲速。無不能達此目的者。余所可保證也。

譯者按藤田自云可作保證。其下斷語之確實如此。蓋以上所言。卽一種三昧境界也。佛經論修三昧者。

以見佛爲證明。多用限七之法。如觀普賢菩薩行法經云專心修習。心心相次。一日至三七日得見普賢。有重障者。七七日後。然後得見。復有重者。一生得見。復有重者。三生得見。如是種種。業報不同是故異說。蓋人根性有利鈍。修習有巧拙。故悟有遲速之殊。要其可由定生慧則一。幷非如俗傳之迷信也。藤田氏此所言之理。與觀普賢經之理正同。

既得此觀念。則可竿頭進步。達最終之目的。勉入於確信狀態。而達修養界之上乘矣。

(丙)確信

確信之研究

所謂觀念云者。確信云者。並非別有一心。其實質全同。特程度有深淺之殊。心力有强弱之異。因附以二名耳。觀念時代。多屬於肉體方面。其活動範圍小。確信全屬心靈方面之活動。其範圍甚大。此二者顯然之區別。然亦但就活動上區別之。若實質上更無區別。仍不外一心作用而已。余初亦陷於此謬見。其後於明治四十一年之秋。至次年春。入山修養。約經半載。乃實體驗一己心意之外。初無靈與力之存在。而其力可與自己心意吻合接觸。以得眞實確信狀態焉。

余於此後悟眞實確信狀態。雖經苦修精練。僅用自己心意作用。究爲不可得之事。蓋自己心意薄弱。其效力甚微也。然亦斷無有離自己心意作用之理。畢竟一朝獲得時。仍不出自己能力而非外來。要之。自己心意。爲其內因。靈力者。爲其外緣也。內因不純熟。外緣斷不能加被。必內外因緣兩俱純熟。互相融合。始得確信狀態。如池水淸淨。月影乃見。此消息至微妙也。自力爲始。他力爲終。又由他力。復返自力。自他融合。能所不別。靈乎己乎。己乎靈乎。非靈非己。非自非他。渾然融洽。無二無一。至此始豁然貫通。確然體悟宇宙根本之義。而達確信狀態妙境矣

上舉確信狀態者。實由一己實驗所得。至其畢竟是否眞實。尚不敢必。一任識者評判而已。

譯者按藤田氏自序所得之境如此。可謂過來人也。能所不別。靈己無二。已入於無我之境矣。蓋禪宗爲

自力法門。淨宗爲他力法門。然其歸也。不論自力他力同入於三昧得般若（智慧也）而已。故必以能所不二。入不二法門。乃爲見性。末法不悟。乃執着相諍。或說有則落常見。或說無則落斷見。眞堪憐憫者矣。至所謂內因外緣者。其理亦精。如大乘起信論云。又諸佛法。有因有緣。因緣具足。乃得具足。如木中火性。是火正因。若無人知。不假方便。能自燒木。無有是處。衆生亦爾。雖有正因熏習之力。若不遇諸佛菩薩善知識等。以之爲緣。能自斷煩惱入涅槃者。則無是處。藤田氏之意。正與彼同也。

得確信狀態之次序

先於呼吸作用。漸入漸深時。或入體呼吸。若與體呼吸相近、精神作用之公案之觀念。次第強大。益益堅固。活動圓妙。遂於一俄頃間。忽然不覺若觸宇宙間一種大力或靈機。時卽頓入確信狀態。

試言其狀。於一切妄慮雜念。早已滌淨。所不待言。更無我無物。但於丹田中有一觀念。瑩然存在。（若神、靈、佛、或各種公案皆可。）其觀念次第擴大。漸漸活躍。遂覺此身飄飄乎與天地同根。萬物一體。皎皎寸心。全與宇宙大靈同化。

當斯時也。覺自己卽神。卽佛。又有接神之靈光者。承佛之摩頂者。其眞實境界。終非言語文字。所可擬議。終不外自覺而已。（按此卽佛經所謂親證也。若不親證。如一人食。衆人不能飽耳。）

譯者按藤田氏實日本近世一大宗教家。其所敷義。是時特含而未發。避其名耳。此段述其所證境界甚明。古來中外聖賢。皆有此境。雖所證精粗不同。皆於此大死一番者也。若史所傳黃帝見廣成子。三月心死形廢。孔子見老子。三月不出。顏子心齋。三月不違仁。朱子言用力之久。而一旦豁然貫通。王陽明謫居龍場。忽於一旦。頓悟良知之理。遂開王學宗派。耶穌悟道時。聖靈如鴿。飛其頭上。穆罕默德一夜初悟道時。入七重天。寤而語其妻開姞芽。妻承認之。其信力遂堅固不退。而世尊苦行六年。終於菩提樹下靜觀中。降伏種種惡魔、猛獅、虎狼、美女、烈風、暴雨、端坐不動。自初更、二更、三更、以至四更、忽然覺明星現於當前。遂得無上菩提。頓見三千大千世界光明照徹。佛身天雨寶華。徧於虛空。蓋凡此皆親證悟道境界也。

準此以言。確信狀態。頗覺匪易。終非常人可及。蓋事理實然。天下安有不勞而獲者。然若依本修養法。按次實修。造極峯。登彼岸。亦並非難。而亦不可忽爲太易。蓋以此爲的。步步進行。方可漸臻妙境耳。要之有志斯道者。須不厭、不倦、優游、而自得之焉可。

第五節　要約與注意事項

本修養法之實修。具如前述。以下更舉其要點。以便記憶。

要約

先從調身法。端整形體姿態。次乃調息。由努力呼吸。逐漸進行。而又於精神調心一方面。與努力呼吸同時用腹讀法。（若不能努力呼吸者。初用丹田呼吸亦可。）更進而爲丹田呼吸。更進而爲體呼吸。或近似體呼吸狀態。是時雜念妄想盡去。腹讀益堅確。成第一觀念。又進成第二觀念而爲固信。再脫固信之域。而達最終目的。入最上乘之確信狀態。

圖解說明

圖中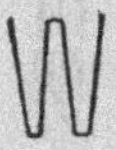者。表呼吸出入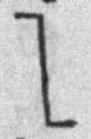者。表呼息。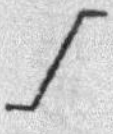者表吸息。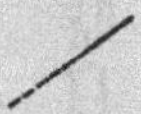畫線者。／線表吸入氣息之處。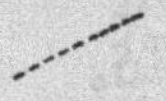點線。表無氣息。而用力於下腹之處。若體呼吸之水平線。殆近

無呼吸狀態。

精神作用中。黑斑點。表雜念紛起之狀。白色表無雜念處。黃色。表觀念。赤色。爲確信狀態。由觀念至固信中間白色處同爲心意進步。然一爲初時自己心意進步。一爲他力所加被。不僅自然區別。且由此觀念進至確信時。一度忽入無念狀態。可由此明顯之。

譯者按藤田氏於講授時。另有一圖表明去雜念之狀甚佳。其表如下。

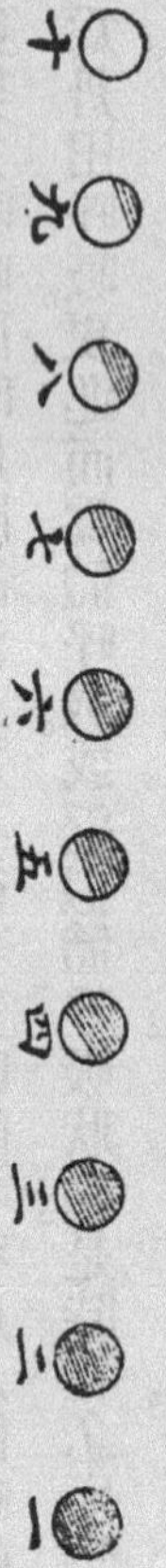

因藤田氏此圖論修心治病之法。更取禪源詮一書（唐圭峰宗密禪師著簡而賅）後所附迷悟兩圖。分別對照。學者可以觀焉。

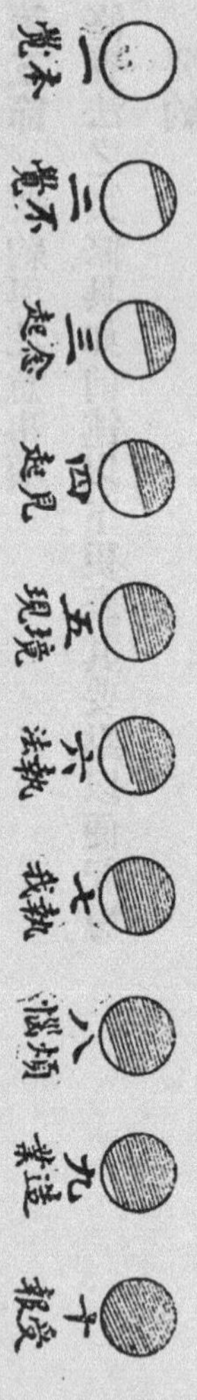

迷有十重。此是迷眞逐妄從細生粗之相。

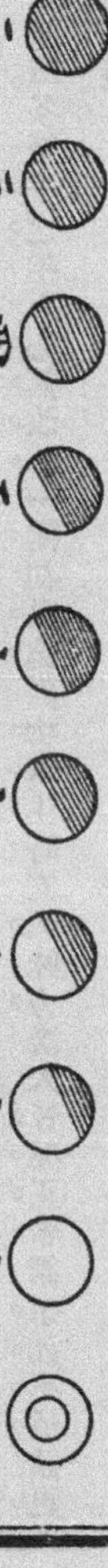
二 始者 發心
三 修五行 覺妄念
四 開發
五 我空
六 法空
七 色自在
八 心自在
九 離念
十 戒律
一 頓悟 本覺

悟有十重。此是悟妄歸眞從粗漸次入細之相。

又按此係用十進法。表示心中陰閟及光明進退消長之相。若用周易六畫成卦之數表之尤妙。

䷗ 地雷復 十一月卦 建子月

䷒ 地澤臨 十二月卦 建丑月

䷊ 地天泰 正月卦 建寅月斗柄回寅所謂地天交而爲泰也

䷡ 雷天大壯 二月卦 卯月

䷪ 澤天夬 三月卦 辰月

䷀ 乾 四月卦 巳月 陽氣盛滿

以上六卦陽氣日長。陰氣日消。以象吸息。

䷫ 天風姤　五月卦　午時（以下用時明之蓋一年十二月一日十二時一也）

䷠ 天山遯　六月卦　未時

䷋ 天地否　七月卦　申時

䷓ 風地觀　八月卦　酉時

䷖ 山地剝　九月卦　戌時

䷁ 坤　十月卦　亥時

以上六卦陰氣日長。陽氣日消。以象呼息。

凡以上各表。均可取象。然易象之表。尤爲精妙。變化不窮。於一義中。生百千萬億義。溢於十進位遠矣。

宋儒邵康節。善養生。名其所居。曰安樂窩。有詩曰。乾遇巽時觀月窟。地逢雷處見天根。天根月窟常來往。三十六宮都是春。又曰。莫笑山翁拙於用也。能康濟自家身。

又詩曰。冬至子之半。天心無改移。一陽初動處。萬物未生時。玄酒味方淡。大音聲正希。謂余如不信。請更問庖羲。

凡此各詩。皆表明人身中。即一小天地。一呼一吸中。與一日之天地。一歲之天地。與元會運世。去來今無量劫之大天地。其消息之理則一也。養生者必知此。則心惑去而身康寧矣。

呼吸法之注意

呼吸皆必以鼻。勿由口中。吸息之時。較吐出爲短。呼出則用長息。使肺中所存濁氣。瀉出無餘。吸氣時使腹中横隔膜稍上升而吸入後則引下之。

實修時間與次數

爲此修習者。由各人身體狀態、業務繁簡、及其他境遇等。而不一定。大概初習三四週間。每晨於朝起洗面後、日中、及就臥時。日三次爲之。每次二三十分至一小時爲宜。以後修至適宜有效。饒有興味時。可勵精爲之。又雖已顯效果。達其某部之目的(若治某部病)後。亦必照常修習。勿中道而廢。譯者按又有當注意者。雖久修無效。未能達某部目的。亦不可中道退沮。當更熱心研究適當方法。蓋此事不可以小效而自滿。亦不可以未效而中輟。勿助勿忘。是爲王道。若計近功。斯非善學。又食後不必卽爲努力呼吸。逾三十分時後爲之。

實修終時之注意

依正式方法實修。既修畢。將離座時。先徐徐搖身七八回。靜吐氣息。徐徐起座。起座後。勿疾行。（體質有痲木酸痛處。可以手擦之）

實修處所

實修處所不拘。然始用工。總以靜處爲宜。至漸熟後。隨時隨地皆可自在矣。

譯者按凡習靜業。頗忌喧鬧。蓋聲音入耳最足亂心。故以有靜室最宜。否則以絮塞兩耳。亦妙法也。又早晨黎明以前空氣最好。初夜中夜萬籟俱息。亦佳。未能卽離汙濁穢惡之都市者。則利用五更或初夜。煙塵稍靜時爲之。甚益衞生也。若能離去稠人濁惡之區。享田園幸福。斯則期頤之樂土矣。

第六節　餘則　三法

實修本法者。常不可忘左記諸則。務必實行之。

一　時時爲丹田之鍛鍊

第一最要者。不論行住坐臥。常藏全身氣力於丹田。時時用力。不可偶忽。若少有閒暇。則運氣以充滿丹田。又爲丹田呼吸時。自己所選定之公案。於丹田中時時憶念。勿使遺忘。苟能稍注意此點。養成習慣。則知丹田鍛錬其效驗實偉大可驚也

譯者按丹田鍛錬大效。稍修習者。皆實地受用。福利無窮。亦如淨土宗所謂易行難信之法也。

二　就眠時之注意

當夜分欲上床就眠時。先仰臥寬伸兩足。用雙手從胸部向腹腰各部。撫下四五回。更向兩腋下輕伸。是時卽爲横隔膜之運動。並由鼻使十分吐息四五次。更由鼻吸入。而下腹部與兩足趾爪間。皆運入氣力。更由鼻徐徐吐出之。如此雙手雙足。與丹田同時用力。令氣周流全身。反覆六七次或十二三次。頭腦漸冷静。兩手兩足。温度漸增。雜念除去。一方營呼吸作用。同時爲精神作用也。

譯者按兩足動者。莊子所謂踵息也。此法不眠者用之特效。幸注意焉。蓋睡眠爲人養生最要事。若睡眠不足。則一日不快。故欲得安眠。用此法最良。

爲此安眠方法之原理。尙有二種關係。卽當其爲之之前。先須作預期觀念。曰「今

夜一用此法。疾病必愈矣。「誠可快樂哉。」以此愈疾與快樂之種種感念想之不已。忽然入眠。此法簡易而功效甚著。世所共知。凡實驗者。無不可證明也。

（注意）呼吸久暫。與用力强弱之度。因疾病輕重而不同。均自斟酌之。以上所舉。以無病人爲標準也。

譯者按此條亦最要。以鄙人所實驗者。多年以來。每於運動。或某種修養法。常銳意爲之。不覺太過。反無益有損。凡事不宜太過。進銳退速。此須切戒。

三　朝起之注意

朝起離床時。暫以丹田呼吸及公案。安靜身心。起床後。洗面畢。卽擇空氣佳處直立。立時。先以兩手置背後。使手與手相握。而使橫隔膜上下運動。爲滿呼吸六七次。乃由鼻吸息充力丹田。少向後仰。將息吐出。更向前方稍伏數次。吸息而充力丹田。並將兩手反覆舉上放下。行此等適宜運動法後。乃就坐而爲正式實修法。此外尚有種種運動法。可由各人隨意擇習之。

譯者按身體修養方法。自以丹田呼吸爲至要。所謂探驪得珠。然以外諸肢運動。有時亦可爲輔助之資。異日當更述室內運動法以供參考。

結論

今當草結論時。友人松村介石、齊藤松洲兩先生。贈所著老莊畫談一書適至。卽擲筆通讀一過。其文之妙。其畫之工。俱爲一代絕藝。誠爲稀有之名著。就中寓言一章。直發宇宙奧祕。所畫九年大妙一幅。尤爲妙絕。余讀過此章。不覺洒然有悟。與吾息心調和修養法根本意義。若合符契。爰取其語。用作結論。其文曰。

顏成子遊謂郭子綦曰。自吾聞子之言。一年而野。二年而從。三年而通。四年而物。五年而來。六年而鬼入。七年而天成。八年而不知死不知生。九年而大妙。（莊子寓言篇） 此畫本甚佳。取老莊妙義而出之。亦修養妙諦也。

所謂一年而野者。豪氣強盛。大言壯語。虛憍自負。蓋吾黨之初從事努力呼吸也。殊覺艱澀。比腹讀漸脫幼稚之境。少有所得。以天下大修養家自負。比漸進至無念之域。尚未入觀念狀態。彷徨有無二境。卽莊子所謂從也。過野超從。以至於通。則漸得觀念之曙光。而不偏於野。不流於從。常從各方面切實體驗。以自得之。野從通者。皆相對境界。而非絕對境界。未入一定不變之域。泛泛焉若萍之浮。過此境而至於物。始合寂然不動之本體。而接浩然之大氣。腹中有物。內蘊精神。盎然外發。所謂來也。鬼入也。

所謂物來鬼入者。肉體堅實。神魂凝靜。靈智慧覺。湛如泉湧。以達於不知死不知生之妙境。余所謂觀念之奧義。亦在是矣。

雖然。此距修養極致。尚屬遙遠。若欲達眞上乘。尚須更進一步。而入玄之又玄妙域。氣與天地俱。神與宇宙合。脫落一己。同化大靈。斯殆莊子所謂大妙。而余所謂確信狀態本義也。

入此境域。可謂眞人矣。其養眞之法。卽此息心調和法。其組織之機關。卽吾黨之養眞會也。

譯者按藤田氏於終篇。取莊子之文以自況。其抱負可謂宏矣。特所謂九年進修狀況。終非未實修者。所可以口舌告語而知。譬如飲水。冷暖自知。此之謂也。此如列子黃帝篇有神巫自齊來處於鄭。命曰季咸。知人死生存亡禍福壽夭。期以歲月旬日。如神。鄭人見之皆避而走。列子見之而心醉。以告壺丘子。壺子曰。嘗試與來。以予示之。明日列子與之見壺子。出而謂列子曰。譆。子之先生死矣。弗活矣。不可以旬數矣。吾見怪焉。見溼灰焉。列子涕泣沾衾以告壺子。壺子曰。向吾示之以地文。萌乎不振不止。是殆見吾杜德機也。嘗又與來。明日又與之見壺子。出而謂列子曰。幸矣。子之先生遇我也。有瘳矣。灰然有生矣。吾見在權矣。列子入告壺子。壺子曰。向吾示之以天壤。名實不入。而機發於踵。此爲在權。是殆見善者幾也。嘗又與來。明日又與之見壺子。出而謂列子曰。子之先生坐不齊。吾無得而相焉。試齊。將復相之。列子又告壺子。壺子曰。向吾示之以太沖莫朕。是殆見吾衡氣幾也。明日又與之見壺子。立未定。自失而走。壺子曰。追之。列子追之而不及。反以報壺子。曰已滅矣。已失矣。吾不及也。壺子曰。向吾示之未始出吾宗。吾與之虛而猗移。不知其誰何。因以爲茅靡。因以爲波流。故逃也。

蓋壺子所示係各種三昧境界。巫咸雖未得正法眼藏。然尙能識其近似。若常人幷近似亦不識也。凡修行者。每歷一境。卽入三昧。出一種三昧。每入出一種三昧。恰如蠶之一眠。自然發舒精瑩。起一種境界。其境界如何。非外人所可知。如伯樂之相馬。師曠之審音。易牙之辨味。今試置馬與音與味於常人之前。固茫然不解也。習三昧者亦復如是。

又所謂九年工夫次第者。乃眞實語。非故以炫人而示人以難也。歷觀古今中外聖哲學道。無不久經歲月。乃底於成。天下并無一蹴可致之事。若器小欲速。無不敗者。此如莊子達生篇紀渻子爲齊王養鬬雞。十日而問雞已乎。曰未也。方虛憍而恃氣。十日又問。曰未也。猶應響影。十日又問。曰未也。猶疾視而盛氣。十日又問。曰幾矣。雞雖有鳴者。已無變矣。望之似土雞矣。其德全矣。異雞無敢應者。反走矣。（以上所引二段老莊書談亦採之）

凡此皆形容用工次第。知此道者。可以養生。可以忘年。

附注意要項數條

一、姿勢通則處所論下腹部向前突出時。須從鼻向外洩氣。切不可忘。下腹外突。同時臍之上處低凹。

二、呼出氣息時。下腹丹田充滿氣力。應稍忍耐者。當忍耐時。須從鼻向外少洩氣息。是爲至要。若忘此律。則從臍上至胸所充滿氣力。甚覺苦悶。

三、空氣吸入時。既充滿於肺。平氣寬心。用力下腹。因空氣之下注。使下腹徐徐膨脹。

此法不難。人所易知。

又同時一面從鼻向外洩氣。不可忘却。

四、下腹用力時間。久暫長短。因人不同。例如力能堪十秒之人。經七八秒卽止。無須十分勉強。苦耐一定之長時間。

五、有肺肋膜異常之人。呼吸時。胸部不動。僅用下腹者。又腹膜胃腸有疾之人。充氣下腹。當用力極輕。或全不用力亦可。此條須大注意。

六、體呼吸時。下腹氣力。自然從鼻中微息出入。若有若無爲宜。

附記

本書皆屬自力療法。此外尚有關於他力之心靈療法。其原理及實驗事例。頗可稱述。茲舉其項目。

他力治療種類

一、信仰療法。

二、藥物療法。

三、心理療法。

心靈治療法

緒論

理論

方法

中華民國六年二月初版

（身心強健祕訣 一冊）

（每冊定價大洋陸角）

（外埠酌加運費匯費）

原著者 日本藤田靈齋

編譯者 邳縣劉仁航

校訂者 武進蔣維喬

發行者 商務印書館

印刷所 商務印書館 上海北河南路北首寶山路

總發行所 商務印書館 上海棋盤街中市

分售處 商務印書分館 北京 天津 保定 奉天 吉林 長春 龍江 濟南 東昌 太原 開封 洛陽 西安 南京 杭州 蘭谿 吳興 安慶 蕪湖 南昌 九江 漢口 武昌 長沙 寶慶 常德 衡州 成都 瀘縣 重慶 福州 廈門 廣州 潮州 韶州 汕頭 澳門 香港 桂林 梧州 雲南 貴陽 石家莊 哈爾濱 新嘉坡

二三二四

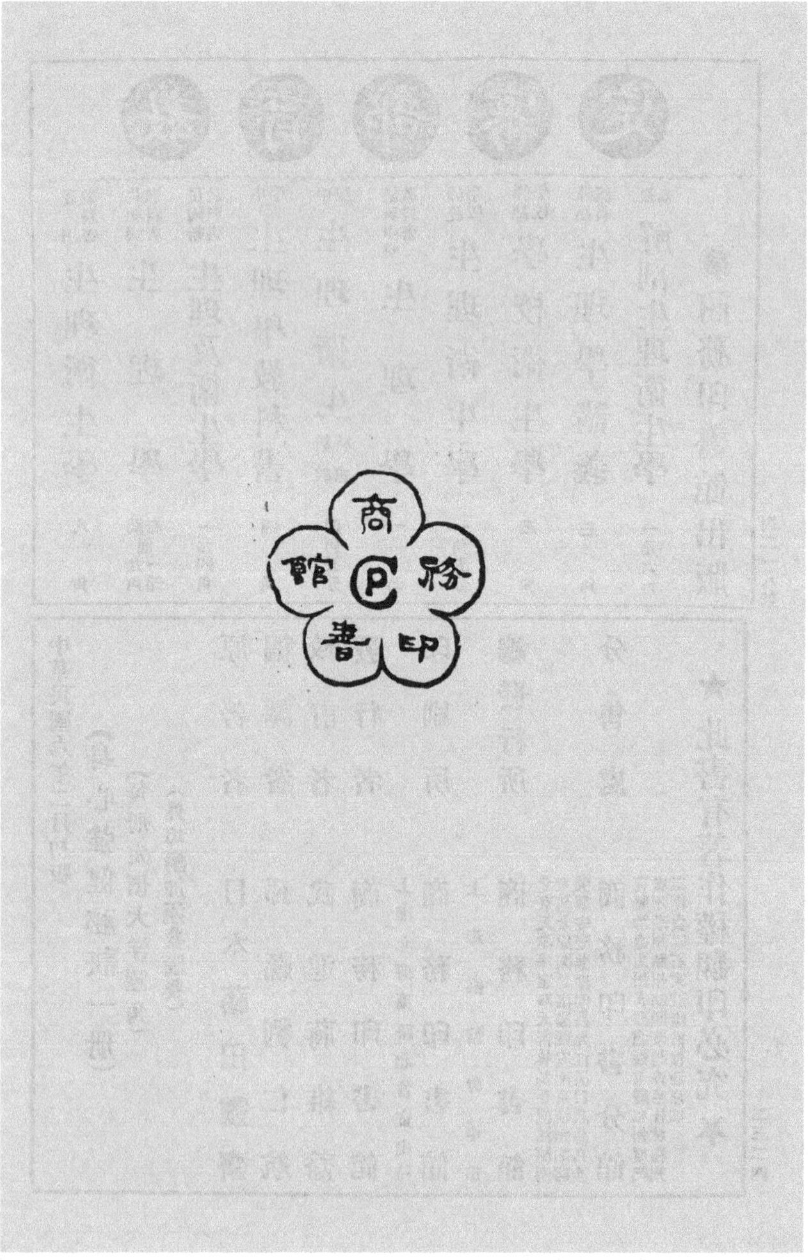
商務印書館

身心調和法

〔日〕藤田靈齋　原著　靈華居士（劉仁航）譯述

商務印書館　民國六年十二月再版

邳縣劉仁航著

身心調和法

商務印書館出版

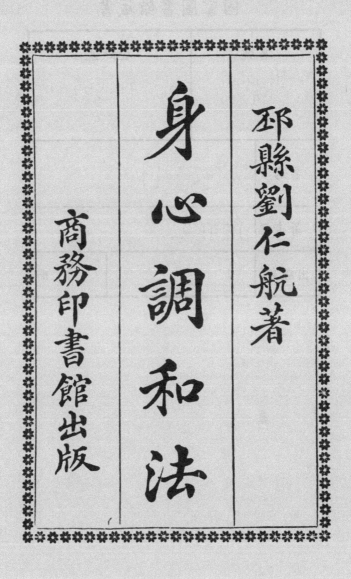

敍

此日本藤田靈齋之修養法也。其源實出我國之道術。藤田氏以科學系統，說明其原理與方法，蔚然爲大觀。從游之徒數萬，幾幾成一新宗教矣。其教人分爲三級：曰初傳，曰中傳，曰奧傳。此書即所謂初傳也。原名息心調和法。息者，指鼻之呼吸言，屬於生理者也；心者，指精神作用言，屬於心理者也。以生理、心理兩方面調和之。其始借徑於呼吸，終則精神爲主，肉體爲從，以精神宰制肉體。夫而後內外兼修，形神交養，以達修養之的。故曰息心調和法也。劉子靈華，留學東瀛，專修哲學，曾執業藤田之門，親受其教。憫國中病夫之多，惟知從事於病後之治療。不知無病強健。固自有法。因譯是書。介紹於國人。余固早年多病。而以修養法獲愈者也。故樂聞劉子之說。而爲任校訂之役。書中所言。均極淺顯。人人可學而能者。抑余尤有感焉。吾國三代以前。凡百學藝。皆統於道術。自孔子問道於老子。傳之其徒。後乃別標儒家。秦漢以後。道家乃日晦。僅有方士之術流傳人間。幾乎熄迹矣。然一學一術。其中含甚深之眞理者。雖經中衰歷久。必復反於光明。且加盛焉。證諸科哲諸學。往往而然。不足異也。太史公論六家要指。獨推崇道家。以爲精神專一。動合無形。與時遷移。應物變化。有以也哉。

民國五年十月因是子敍

藤田式身心調和法目次

藤田式

身心調和法（原名息心調和法）

日本藤田靈齋著
下邳靈華居士譯

第一章 敘說

第一節 本修養之名稱

本法名息心調和修養法。其義云何。可略述之。蓋吾人生存。不外精神肉體二方面。此二方面。原來一體。特就活動上以觀。則非無可分別。身體方面所最切者無過呼吸作用。而精神方面。則以觀念作用。確信實力爲最要。然平常之人。於呼吸要件。既多謬誤。失其自然之理。

法。於精神作用。又雜念妄慮。紛然并起。全失心意之本然。以致身體虛怯。病魔來襲。心力羸弱。陷於煩悶悲愁之苦境。亦云可憐矣。

本修養法。即爲救此二弊而起。一面於不自然之呼吸法。使復其完全自然。一面於心意作用上。退治雜念妄慮。而鍛鍊其觀念作用。確信作用。養成偉大之精神力。此二作用雙方調和之結果。遂收下述各種效驗。此息心調和修養法之名所由立也。

第二節　本修養之目的與效果

此修養法目的爲何。依法而行。有何效果。試一一述之。

一、先天體質虛弱。時時疾病不絕。依此法修養。可得強健之身體。

二、已罹疾病之人。用各種藥物。治而無效。依此法修養。一切難症可以治愈。

三、膽力小意志弱者。可以養成其膽力。堅固其意志。使在社會爲成功有用之人物。

四、用此法不但強己身。愈己病而已。一已修養漸熟。成效已著。則凡有關係之親友。皆得勸之修養。使爲完人。

五、又此修養法最終效果。不止強肉體却疾病而已。

幷可進於精神方面，享受快樂，以達古今中外聖哲修養妙境，獲得宗教上眞髓，此種利便捷徑，乃本修養法之特長。

以上乃就息心調和修養法全體之目的，及實修上之效果而述其梗概者也。在素昧此法之人，驟然聞之，或不免聞道大笑，斥爲浮誇。雖然，如王陽明啞子吃苦瓜偈云：啞子，吃，苦，瓜，與你，說，不，得，你欲，知，此，苦，還須，自，家，吃。玩味，此，偈，可以，悟，矣。

第三節　本修養法之種類

此息心調和法，有初傳中傳奧傳三級，若欲完全達到上述諸目的。必修奧傳。而欲修奧傳。先須修中傳。中傳別詳於心身強健法書中。本書則爲入門簡易方法。在使人人可習。若世有信心者。如法修習。其必達無病強健之目的。可操左券也。（若疑惑者則不成就）近來頗有各種呼吸法。流行於世。然大抵僅屬於生理方面。或失之不完全。然此不完全之法。苟從事修習。亦可稍獲強身之效。况此篇所述者。不止生理一面。既有合理之調息法。兼有精神作用觀念法之一部。雖爲入門初步。而已適合生理精神二面共動之大原理。故其效果之著。不俟言也。爾來依法實修者甚多。無病強健之微驗。已著成效。有志之士。幸祛疑惑。以自勵實修哉。

第二章　理論

第一節　疾病與虛弱果生人之本分乎

於此漸入本論。有先須研究之二事。

一、虛弱與疾病。爲人人之本分乎。

二、弱者轉強。病者得愈。畢竟非借他力不可乎。

常聞身體虛弱者之言曰。吾體生來虛弱。由於先天。終不能爲強健之人。詰其證據。則以雖食多種滋補品。爲各種運動。又事遷地療養等衛生法。終不能奏效也。又聞多病人言。予歷經多數名醫。服多種珍貴藥物。而病終不可絕。甲病愈而乙病又生。一年之間。日與病爲緣。惟有帶病度歲而已。由此等議論察之。實由彼等心中承認疾病與虛弱。附屬己身。以爲終不能離耳。使斯言而果信。則病者終不可復愈。弱者竟不能再强。誠無可如何者矣。

第二節　疾病與虛弱乃不自然也

然如前所言。與事實正爲反對。蓋承認吾人身體爲有病。已屬不當。至謂生而虛弱。尤爲大謬不然。吾人身體構造之巧妙。機關之靈敏。實不可思議。有匪筆舌所可形容者。其天賦。權威。自然。本性。實足。抵抗。黴菌。撲殺。疫蟲。冒嚴。寒。戰炎。熱。凡百。病。魔。舉不。足。攖。吾。人。之。鋒。是。蓋。吾。人。體。中。自。具。有。保。衛。利。器。堅剛。犀。利。足以。防。禦。戰。守。遂其。生。趣。也。乃不。自。知。天。賦。本。能。奮勇。爭。戰。而一。任。弱。病。之。來。襲。恰如。孱。弱。之。國。不自。振。拔。兵將。雲。屯。器。械。山。積。不。能。指。揮。徒任。敵。國。侵。陵。寖以。衰。滅。又如。家。儲。宿。糧。倉。囷。充。溢。而坐。待。餓。斃。愚闇如此。非至堪憐憫哉。

第三節　自衛之妙機

然則此自衛之妙機果何物乎。無他。即吾人周身全體是。蓋大而四肢五臟。小而八萬四千毛孔。無一非自衛之妙機也。而其中最有大力者厥爲血液。血液有二種作用。曰自衛與營養。以此作用。驅逐病菌。排除毒素。愈一切病。營養身體。使之發達強健。養生之要。無過於此。故「血為生命之基」一語。早發明於古時四千年前。比及近代。醫術進步。血液之要。益得證明矣。

第四節　血液之效用

凡人體內血液之分量。壯年者約當全體十三分之一。即四千二三百克。（法國衡名、每一克、合中國庫平二分六釐八毫、）至五千克之譜。而此血液中。有無數血球。其體極小。雖一粟粒之血液中。可含細胞數五百萬。由此推之。一人全體所含細胞之數。其多可知。而此無數小細胞。各各獨立。以營細微之生活。輸送酸素、（由肺中）。液體、蛋白質、及他諸滋養分於身中。且能捕殺病菌。與一切外敵對抗。故血液者實營養吾人之全身而退治百病其功效之大殆不可勝言也。

今僅就血液退治病菌一面。簡言之。蓋血中有所謂澄液者。透明淡黃色。名爲血清。此不獨人體。各動物體內皆有之。血清功用極大。每遇微菌來襲。即直捕殺之。是名血清之殺菌力。

又有所謂白血球者。其色白。亦爲血液細胞。値微菌來襲人體時。亦即吞食之。以防身體之障害。作天然之長城○此此名曰細胞之呑食力○凡此等細胞誅鋤黴菌狀態○用顯微鏡窺之○殊饒興趣○有捕得一黴菌○從頭食下者○有菌欲逃脫○脇桎其足而食之者○又細胞有時以一己之力○爲未足臨大敵○操必勝之算○乃集合同類○編爲聯軍○包圍而網取之者○其爭殺抵抗之狀○千變萬態○然黴菌種類○亦殊乖巧○有時爲却敵計○着極細薄膜之鎧○以事抵抗者○此時白血球○亦特出辣手○噴出毒素○以殺其餤○黴菌若不即敗北○則雙方必起最激烈之戰爭○此大戰之結果○吾人生命繫之○但此戰最後之解決○一視血液製造之多少○與活力之

強弱。及循環運行之順否。然欲血液多。活力強。循環運行。幷無他道。惟須得完全呼吸法而已。以是之故。吾人欲維持生命。不可不亟考究完全之呼吸法。

第三章　呼吸法之種類與目的

第一節　呼吸之種類

呼吸方法。大別爲左之三種。

一肺尖呼吸　俗所謂肩息。凡病人及神經質人。心氣虛弱時。常爲此等呼吸。又染肺病及他種疾患者。亦多屬此呼吸之人。

二胸式呼吸　開張胸部。橫擴肺量之長。而使縮短。

引下腹部以行呼吸。此亦名胸息。胸息之法。亦非完全呼吸。

三 自然呼吸

以上二法。皆不適當。故吾人須避之。而用合宜之自然呼吸法。所謂自然呼吸者。即適合生理作用本則之謂。其法一準正理。絕不妄加人爲。故爲最完全之呼吸法。吾人欲全生命。必依此方法行之。詳於下章。

第二節 呼吸之目的

一呼吸。目的。在製造新鮮純良之血液。吾人入息時。空氣中酸素。由鼻吸入。而來血液中。酸素與血液。俱循行身體一週。與體中細胞。及組織中老廢物。相化合而爲炭酸氣。復吐出之。以此新酸素循行之結果。使體中老廢疲勞暗黑色之血液。即變爲新鮮純良之深紅色。血液如此頻復循環於身體。吸入酸素。呼出炭酸。乃吾人保育身心最要之事。故必用極完全、極自然之呼吸法。始可達其眞目的。

二 呼吸目的在使血液循環優良

血液貴新鮮而純潔。固屬至要。然尤貴運行全身。周流無滯。若滯留一處。即爲百病之媒。有害健康。使此血液循環良好。亦呼吸之大目的。苟不能達此目的。決非完全之呼吸法也。

關於血液循環一事。有醫學博士二木君之新說。今略述之。

二木氏之呼吸循環說

血液之停滯

常人全體血量。不逾二升五合。但此二升五合之血液。在體中周流運行。剎那不停。萬一流行不良。則新陳代謝作用。不能適當。百病乃起。血液因停滯故。原有二升五合者。其實在營養人體之數。減至二升。或一升五合。有名無實。不克供職。以致其人血色濁惡。手足寒冷。勞倦。腹痛。肩凝諸病。紛然并起矣。

雖然。其停。滯。之。地。果。安。在。乎。蓋滯。在。腹。中。腹之構造恰如橡皮。爲能屈能伸之壁。爲各物堆積儲蓄之所。若食物、若湯水、若糞、若尿等。皆聚其中。故健康之人。全身血量。半數殆儲於腹中。若腹力不能緊張。則全體血量三分之二。停滯腹內。腹內積血既多。於是。他。部。分。遂。有。貧。血。之。感。而同時腹內。又有。多。血。之。慮。若胃若腸。到處鬱血充塞。新血不得發生。以致胃腸消化不良。飲食不進。因而黴菌發育。醱酵時起。若氣溜、胃擴張、慢性胃加答兒、諸病。頻頻繼起。又以胃腸運動力薄弱。常至便閉。以醱酵故而起腸加答兒與下痢又以惡性氣體及消化不良而血液中吸收毒質於是腦神經受其刺激遂成腦病、神經衰弱、腎臟、腹膜、肺、肋膜等疾

腹部瘀血逐出法

由上所言腹部瘀血爲百病主因於是不得不謀逐出此瘀血之法其法惟何卽不外用力使腹堅固腹堅固則內部壓力高壓力高則瘀血返於心臟血返心臟乃復由心臟逼出於四肢以周行全身

然則用力使腹堅固者其法又若何卽運動橫膈膜是已橫膈膜者胸與腹中間之一大膜也厥狀

如傘如笠。腹內筋肉。則如傘骨。居於傘蓋之內。傘骨縮時。則傘蓋向下。故筋肉緊縮。則橫膈膜向下。橫膈膜向下。則胸部寬廣。胸廣則肺廣。是時腹部窄狹。而向前突出。腹向前突出則腹中所有胃腸等物。皆從上壓下。

爲此作用已。又用與此反對之法。使橫膈膜向上。則胸狹而肺縮。是時腹部寬廣。內臟引向後方。腹皮下凹。如此上下反復。爲之名曰橫膈膜之運動。橫膈膜之運動。足使腹部壓力增高。腹部壓力高。則凡停滯之血液。皆可迴於心臟。而更發出於四肢。此•即•所•謂•腹•式•呼•吸•也。

此外呼吸之目的。尙有數種要件。具詳中傳篇內。今省略之。

要而言之。若不能達以上目的。其呼吸法。決不可謂完全。本書所述呼吸調息法。雖極簡單。然要以近於自然且完全之方法。組織而成。學者能先用此法。修習純熟。則欲達呼吸眞目的不難矣。

第四章　精神作用

欲轉弱爲強。及治愈疾病。前述之呼吸法調息法。固爲必要。然尙有更要者。即精神作用是。

精神。作。用。惟。何。不外。心。靈。運。動。耳。然心靈運動。影響於吾人身體者。其效實偉大。不可忽也。欲說明此事。先發一問。精神。者。果何。物。乎。精神。與。肉。體。有若。何。之。關。係。乎。其全體非本論所可及。又不可以片言決。今特舉其概要。且將與本修養法有關繫者述之。

第一節　精神及於肉體之力

一、精神左右五官之力　凡人精神。有愉快喜樂之感情起時。則所見皆美。所聞皆樂。所觸皆無上美感。如尤西堂反恨賦云。

風雲。生。色。花鳥。送。喜。

夫風雲花鳥與人之色之喜有何關切而以喜情感時則覺其生色送喜耳又如江文通別賦云

風蕭蕭而異響雲漫漫而奇色又杜子美詩云

國破山河在城春草木深感時花濺淚恨別鳥驚心

夫風響雲色有何殊異花豈有淚鳥豈知恨惟一入別恨人心目中則風雲異狀花鳥含愁耳以此推之若忿怒痛苦等感情其所聞見嗅觸等感覺無不皆然

二、精神及於腸胃之力　凡人起不快悲哀等感情時則食慾減少甚或二三日更不思食蓋因感情作用致消化機能變鈍也。反是。若精神作用。凝固剛強。而有固信力、觀念力時。則可生出一種動作。使胃腸消化力增大。實爲可驚。試舉其例。

德國有名之科布博士。發見霍亂(虎列剌)病菌時。謂一切霍亂病。皆由此菌傳染之故。時有擺登考愛及翁美里二氏極力反對此說。而謂霍亂病決非由此菌而起。二氏爲欲實地證明。遂取無數霍亂病菌吞下。而病竟不起。科布博士之言迄不驗。此此無他。由二氏固信力堅實。精神作用強盛。血液循環優良。故黴菌無繁殖之餘地也。此類實例。世往往有之。

三、精神及於血液之力　人若起恐怖或驚愕之念時○則心中即起動悸○又顏色變異時○即爲精神作用○影響於血管○催促神經○使其運行變化○由此可知心中動作○及於血液運行者○其力偉大○凡一○切○精○神○治○病○之○理○要由○此○推○之○也○

四、精神力能製造物質　据實驗心理學大家愛爾馬愷氏○所引開替教授之言○凡由不正不快性質○所起感情○皆可使血液及身體各部組織中○發生毒素○可由實驗上證明○并證明由忿怒嫉妬時○所生○毒○素○可○詳○細○分○析○其○顏○色○分○量○云○

又由葛排答博士說。某地有一婦人。一日乳其愛子。偶以事故。其婦忽生激怒。心中張皇震盪。而所哺小兒。飲乳後。無端不久死去。推原其故。蓋由母親激怒後。身體發生毒素。注於。乳。中。之。故。也。

五、精神使肉體生死自由

平常之人。由驚怖悲哀忿怒等感情。達於極度時。忽然昏死。人所共知。故以此公例。并加以預期作用。可使無病強健之人。致於死地。心理學書所載。指不勝屈。而與此反對之理。即。可。用。極。強。固。之。觀。念。作。用。而保。存。其。壽。命。至。所。預。期。之。一。定。時。間。此例亦夥。可知精神關於肉體之要矣。

第二節　心主肉從

凡以上所舉。皆人人共知。事極簡易。毫無可疑者。至其原理。即吾人肉體隨精神而變易是也。蓋心為主而肉為從。實一定之理。亞蘭氏有言。形體者。精神之僕。凡精神發動。則肉體皆悉服從之。此論允哉。準此例。故人而真欲強健無病。治愈夙疾也。首貴鍛鍊精神。又其鍛鍊方法。不可不完備。然今此書未及詳說。但為初學者示以極簡易之入門方法而已。其詳於中傳述之。（卽心身強健法）

第五章　實修方法（息心調和法初傳）

一、呼吸作用　屬生理者

二、觀念作用　屬精神者

調和此二作用。組織之。使爲同一動作。即此息心調和修養法也。

第一節　調息法

（一）姿勢

實習此修養法。不論踞坐、椅坐、安坐、仰臥、直立。隨意所至皆可。但左諸條。則須一一注意。不可忽略。

一、脊骨正直。下腹前張。從臍以上。至於心窩。不必用力。而使臍之上部處微凹。此爲最要。

二、頭正直。鼻與臍爲直線。而肩自然平直。不必急張。兩手自然附於身側。兩掌置膝上互握。兩眼輕閉。以心內觀自腹。

附圖中說明　此圖爲姿勢之模範。示呼吸時下腹部膨大及其縮小之狀。

一、姿勢矯正法。不論行住坐臥。皆應常守此勢。(本書姿勢條對照)

二、下腹膨滿者。爲入息。及用力下腹丹田之時。

三、下腹之點線。爲呼息終了時緊縮之狀。

四、臍之上部。應時常凹下。於此圖中臍上凹處。應善體會。

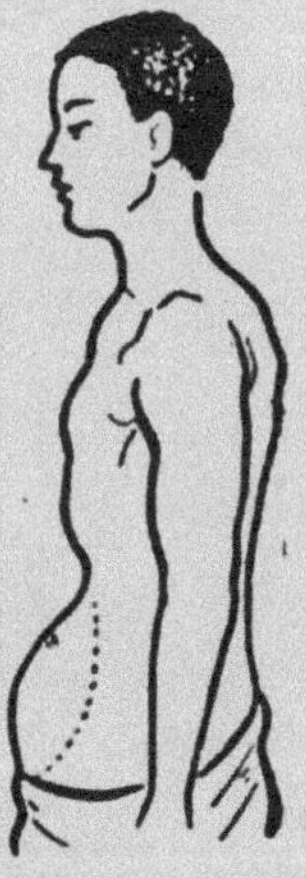

(二) 呼吸調息法

姿勢既正。乃可依左列諸法。而事呼吸。此呼吸法。即前所云自然呼吸。名之曰調息法。

甲、呼氣

呼氣者。將氣息向外吐出之謂。常人習慣。皆先吸後呼。初學者呼氣較易。故使先呼後吸。而當呼息之前。稍稍吸入。用力於下腹。使之伸張。隨力所能。經片刻後。徐徐將氣呼出。

注意

此時一面下腹充滿氣力。一面從鼻發出極輕之氣息爲佳。否則由胃部至胸際。氣分充滿。必覺胸中苦悶。而頭部亦受刺擊。故須注意此點。

至時間長短。亦無一定。要以適合自己程度爲宜。忍耐固佳。然亦勿太過。反有所損。例如能堪二十秒之人。至十七八秒即可停止。

又體內有疾之人。更不宜強忍太久。以隨力所能。適可而止。切勿過度。此爲最要。

此後呼息方法如左。

呼氣之方法

呼氣時。先由鼻徐徐而出。恰如線香之烟。當吐出時。先於下腹用力。（此時注意斂全神於丹田）漸漸凹入。即緊縮下腹而吐息。儼如將下腹附著於背部者然。如此始爲一次完全之呼氣。

乙、吸氣之方法

如前所述。既將腹中所有濁氣。呼出無餘。乃行吸氣。其方法如左。

先從鼻吸入空氣。充滿肺量。因而橫膈膜向下。下腹部向前膨出。於是肺中空氣。始完全充滿。是爲完全吸氣方法。

如此吸息。使下腹膨大。乃復照前述呼氣之法。充滿氣力於下腹。而呼出之。此時必須用鼻出入爲要。（參照前呼氣條）如此。一。呼。一。吸。乃爲。一。完。全。呼。吸。

注意事項

注意

一、吸氣時間。約占呼氣時間三分之一。

二、吸氣時肋骨安靜。而稍向上掀起。又使其横膈稍爲寬廣。但在肋膜病、肺病之人。胸部不宜鼓動。能直用下腹丹田呼吸亦佳。

如上諸法。以行呼吸。反覆爲之。繼續至二三十分或一小時。或至一二時尤妙。其時間則由人職業、身體、境遇、可自斟酌。

丙、靜呼吸法

若用以上呼吸方法。能長時繼續。練習純熟。乃可漸移於靜呼吸。靜呼吸之法如左。

下腹用力。臍部以上。不必用力。以使氣無停滯。氣細而長。聽其自然呼吸。是即漸進於靜呼吸之狀。久之。下腹亦不必故意用力。使或張或凹。但保持自然姿勢。取靜謐安閒之態度。繼續呼吸。至十分二十分。或半小時。均可任意。

(附)調息法實修之注意。

一、當下腹部用力呼吸暫停時。或將咽喉通氣之路閉塞。以致面色發赤。頭胸不快。凡此皆所當避。

二、若現在體中有病者。應格外愼重。取極徐緩之練習。切勿太猛。

以上關於呼吸調息法已具大略。下乃將精神作用方面述之。

第二節　調心法

精神方面。先須述者。即觀念法是。如前所言。支配吾人肉體者。厥惟精神。故精神作用。甚爲重要。若當調息之時。但爲無意味之呼吸。此名動物呼吸法。可謂毫無價值者也。此無意味之呼吸。斷不能達無病強健之目的。

故每一呼吸時必加入一種觀念此種觀念即所謂精神作用是已此爲本修養法之特色與他法異撰者也以下就觀念中最簡易者略述其卓著成效之點顧實行修養之人當調息時務必與觀念法同時俱行之

簡易有效之普通觀念法

凡爲一觀念時心中先作是觀「此瀰漫太空之元氣足愈一切疾病足使弱者強病者愈爲不可思議之靈藥故吾今者如法呼吸將此靈藥吸入體內自可排除百病收不可思議之效」既預定此目的乃營呼吸且於每一次呼吸時務保持此正確堅固之觀念勿使散失

按此爲藤田修養法之特色。其應用原理。蓋酷似淨土宗觀法。可取觀無量壽佛經閱之。

至呼吸時。必并用此觀念。先由鼻吸入空氣一口。即心念曰。

「以吸此宇宙大元氣故空中所有不思議靈藥入我體內」

如此中心凝注。將氣吸入。隨腹所能。稍稍用力。再作以下觀念曰。

「今此靈藥循體中病處而行病即愈矣」

如此十分注意凝想。而後徐徐呼出之。當呼出時。又作此想曰。「我今。爲。此。呼。氣。時。體中。各。病。隨氣。俱。出。散至。無。際。永斷。病。根。」

如此十分注意凝想爲之。以促起心中十分愉快之感。依此法反覆呼吸、至若干次以上。乃漸移於靜息。其注意之點如下。

一、依病狀及種種他故。若由吸氣至呼氣時間太長。不堪用力下腹者。或非不堪用力。而修習未善者。則將觀念時間。略爲縮短。

二、雖無特殊疾病。而若虛弱之人。修習此法。其目的非爲愈病。而爲強健來者。則其觀念法。亦當更易。作「得靈藥後轉弱爲強」之觀念。

右述皆普通易行之法。不論何人可試爲之。乃最普偏之觀念法也。此法乍聞似覺太簡易。幷無奇處。然而。功效。絕。大。苟得。其。趣。則有。生。龍。活。虎。之。妙。機。學者其盍心焉。以下更述特別觀念法。

按此觀念作用治病健身之法。拙著樂天却病法始終皆述此理。其奇趣尤多。可以參證。

甲　血液循環之觀念作用

血液者。乃愈一切疾病之第一要素。強健肉體之第一養分。然血液亦隨精神而變化。其作用之理。於前章已述之。今特論其方法。

乙 觀念法

先將身體分爲三部。一、上部。自胸以上至於頭腦。二、中部。賅括腹部全體。三、下部。腹部以下至於兩足。若胸部以上病者。曰上部病。腹部病者。曰中部病。腹部以下

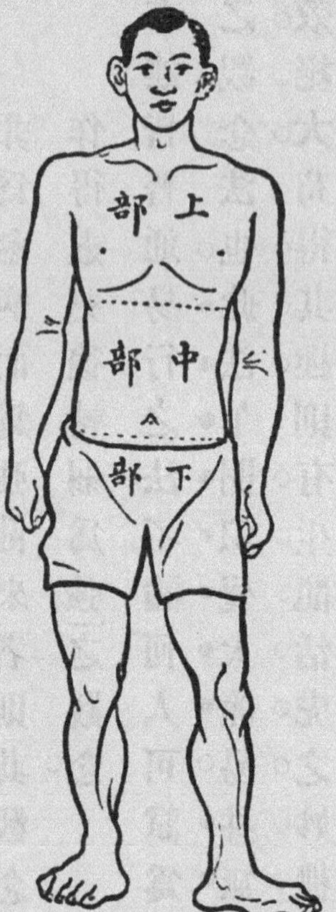

病者。曰下部病。

不論上部中部下部有病。每一呼吸時。新鮮淨潔之空氣。必來改換其血液。使之純潔。而全身部分。皆周流圓到。凡鮮潔血液循環所至。其病必愈。凡欲修習者。當先具此觀念。下述具此觀念之法。

上部病時呼吸觀念法

若人上部有病時。則先作此觀念。自覺心臟肺臟。不在胸部而在下腹部之丹田。人驟聞此語。必以爲狂愚。然姑且不論。應暫擱置生理家病理家之言。而試用此無理之理以事修習。

此觀念既定。則照各種規則以事呼吸。當呼吸時。先吸氣一口。用力下腹。同時作默念曰。

「此處。（下腹部）有極純潔極新鮮之血液湧出矣。鮮血湧出。循環流行。洗滌病處。於是病毒一洗而空矣。」

此觀念既堅固。次吐出氣息。方吐出時。又默念曰。

「我身所有夙疾舊病。今皆退治。所有不淨老廢之血液。皆已集於下腹。由下腹處洗淨而更易新者矣。」

凡此觀念。每一次呼吸時。必完全為之。方佳。蓋此種精神呼吸靈妙作用。可助生理呼吸之器械作用。其足致血液循環良好。效力偉大。實為可驚。較之但用器械呼

吸○其功不止十倍二十倍也○

中部(腹)病時呼吸觀念法

腹部病時○即照常人所知○心臟肺臟本在胸部者○而作此觀念○先吸氣一口○入力下腹○默念曰○

「凡吾○體○內○血○液○之○停○滯○下○腹○爲致○病○本○源○者○悉上○升○而○返○於○心○臟○至肺○臟○時○一一○滌○淨○變爲○新○鮮○之○血○液○矣○」

此觀○念○堅○持○勿使○散○失○乃●向●外●呼●氣●一●口○即●默●念●曰○

「吾心○臟○所○流○出○純○潔○之○血○液○循環○至○於○腹○部○故腹○部○所○有○夙○病○一律○滌○淨○矣○」

為此觀念心中堅固憶持。勿使散失。

下部（腹以下）病時呼吸觀念法

若人下部病時。則用前述上部呼吸觀念法。以心臟肺臟。作置於下腹部丹田之觀念。吸氣一口。入力下腹。而默念曰。

「此丹田中有純潔新鮮之血液流出。滌除下部疾病。而病已愈矣」

持此觀念。勿使散失。次向外呼氣。復默念曰。

「血液之流於下部。滌除疾病者。今又上升。而變為純潔清鮮矣」

如●此●反●覆●堅●固●憶●持●此●觀●念○勿●使●散●失●或●不●明●了○

普通虛弱者所用呼吸觀念法

上皆述現身有疾之人○所用各種觀念法○若人幷非有疾○但身體虛弱○其法自當別異○茲更立一法○其法仍先吸氣一口○入力丹田而默念曰○「自腹○部○起○凡留○滯○全○身○之○血○液○皆從○心○臟○行○歸○肺○臟○變爲○純○潔○矣○」乃●吐●氣●一●口○又●默●念●曰○「純潔○之○血○液○今周○行○全○身○全身○各○部○已完○全○強○健○矣○」

丙 靜息與觀念作用

靜息者○如前所云○僅於丹田加力○而呼吸出入○聽其自

然。漸次沈靜安詳之謂也。此呼吸行時。最當注意者。即仍保持觀念作用勿使散失是。當此時也。不特已有觀念。勿使散失而已。須更積聚之。凝集之。俾臻純熟。使無意識時。其觀念自然常在。自然活動。此爲最要。其觀念狀態如左。

「呼吸非有亦非無。但一任其自然出入。而一面善持其觀念作用。使血液調和順適。循環靈妙。」

爲如此狀態時。其效大著。若爲此修養法者。必不可不達此境。

(附)實修者注意要項

一、若實修者雜念妄想○忽然生起○未能拂去○則此觀念難以養成○但此時且不必管雜念○但一心注意下腹○凝集全力○如花○含○苞○如雞○抱○卵○專意○調○氣○之○出○入○神不○外○散○殆漸○漸○習○熟○雜念○自○消○而觀○念○顯○出○矣○

二、實修不拘何時何地○及次數○隨意可也○

三、不限定修習時○即平○常○行○住○坐○臥○恆入○力○下○腹○但●須●時●常●從●鼻●出●微●息○

四、呼吸法及觀念法○詳於中傳○然但就本書所載○切實修行○其效亦大矣○

第六章 結尾

上述息心調和法初傳。略如此。至其奏效之時期。亦因人之熱心與否。及修習巧拙。疾病難易。又其人之體質而異。有僅一二週而效果大著者。有一二月而效果大著者。亦有甚久而效仍未著者。然要而言之。若能熱心實修。用一分工夫。必得一分效果。此固實驗者也。

又有人以爲此種修養之效。不無因疾病種類而異。何種病爲有效。何種病爲無效耶。又此法果無害否耶。然此疑問。殊屬不必。何者。任何種疾病。皆由血液不調和而產出。但使呼吸良好。血行暢遂。血液純潔。百病自絕。其源任何病狀。自然不現矣。若更詢及害之有無。是則

大恐之甚惟遇內臟機關有夙疾者若呼吸太劇殊爲不宜應徐徐循序修習是爲要耳

若能於此初傳修習稍有所得欲求其詳必須取中傳之身心強健法習之

注意歸結

吾人日常講心身強健之法與大衆同事奮勉修養者蓋不但志在養身亦在養心知所以養心乃知所以爲人之道乃達眞人之域以赴人生圓滿之目的也若逸其大目的徒事個人肉體之無病強健乎則距吾輩所期尚遠耳

按藤田氏此注意最精。爲表示其提倡此學之全副精神。蓋若但求肉體無病。而以遨以嬉。亦一蠢然動物耳。有何足貴。鄙人所編各書。亦同此意也。藤田氏發行眞人雜誌。爲其鼓吹之機關。其所謂眞人者。蓋黄老眞面目。而唱破世人之假面具耳。誠可謂當頭一棒。爲今虛僞文明之對症妙藥矣。眞人之義。詳於我國黄老列莊之道派。而佛教之小乘羅漢。亦曰眞人云。

附錄

醫學上所見之呼吸養生法

醫學博士　菊池米太郎

此編爲醫界泰斗。菊池博士。於大正二年三月二十二日。在兵庫縣住吉觀音林倶樂部例會席上之所演講。其對於本會之諸評。乃從醫學上科學上所證明者也。其中往往用醫學術語。常人所不解。特更換以平易之解釋。以期普及焉。

一、醫者之定義　欲知此修養法者。先須考究醫者之定義爲何。

一、動物與人之共有性。即在保持健康。增進長壽。

二、不幸而染疾病時。應速治愈之。或使減輕。

以此之故。爲欲完全此任務。醫者應搜集種種經驗研究最新學理。應其病症。及各人體質。爲適宜之治療。如吾人所用藥劑。皆經幾千年之驗方。而漸次改良者。至近世學理進步。乃應用電氣療法等類。又因化學進步。乃將各種藥劑。分析調和。使藥物效驗益著。若血清注射療法。即其類也。此外若按摩。若針灸。乃至體操、音樂。凡可治病之具。皆采用之。故若但知用藥。殊未足盡醫者之任務也。如所謂呼吸養生法者。無小害而有大利。

故今以推薦於世。希注意及之。

二、養生之意義。欲知養生意義。應涉及人體構造、生理、病理等學。然今無暇多及。特舉要言之如下。

一、若欲身體康健。必使身上所有本來精巧機關。無有滯礙。互相調和活潑運動。

二、所謂長壽者。即全身生活機關。繼續運轉。無有休止是。

三、欲治愈疾病。恢復健康者。即對於各部機關。加以助力。輔其活動。或促進其能力。而施以物理化學諸藥物。及各種醫術是。

由是以觀。則健康、長壽、治病等之公理公例可知已。蓋此等目的不過皆欲人體內生活機關自由活動無滯耳。欲達此目的。又有二公例。

一、必使血液循環旺盛。各機關營養豐富。

二、必使腦及神經系健全。令各機關之運動活潑調暢。

所謂血液循環者。即於各機關中。輸入有益養分。而排出無用廢物也。又輸送可動性之防禦機關。（若血球、及血漿中之血清、循環各部、以護身防病者、）如戰時之兵站線路。平時之交通驛所。蓋吾人體內。血液循環之重要。有若此也。

至所謂精神作用。即人性靈能。總五官而感受外界種種狀態是已。一遇外界有變。則發適當之命令。此命令從神經中樞傳出。通過各機關。使各機關互相調和運動。全體得營生活機能。以此之故。故其總司令部。須常十分康健。所發命令。乃良好正確。而不爲無用之勞動也。

三、呼吸養生法及於血行之影響

由橋本靈星氏所實修體驗。則藤田靈齋式之修養法。與血行有三種利益。

一、使血液之淸淨機能。十分滿足。

二、助血液之循環。

三、保持血管壁之彈性。

蓋吾人軀幹。由橫膈膜之界限。而分胸腹二腔。胸腔內、行血機械。爲噴礴（水龍性、可吸水噴射、）性之心臟。其他大部分。以空氣塡其虛。而容積得加減變化者。則爲肺臟。其側壁由脊柱、胸骨、肋骨、及肋間筋而成。此胸腔之容積。可向於側面擴張至一定度數。但若人至老年。則擴張力甚小。其構造此腔之基礎。爲橫膈膜。位於中央部。以橫膈膜筋肉。極有收縮性。其狀扁平。可使胸腔極廣。容積增大。延引於四周。其擴張之度。若時常練習。不僅可以增加。并可保此習慣。雖至老年。依然繼續不衰。至腹腔以內。爲肝臟、腎臟、脾臟等。及其他諸大部分。以管狀臟器塡塞之。故其容積。亦可隨時增減。又腹腔之壁。除脊柱外。其筋肉皆可伸縮自在。

由心臟所發出之血液。沿大動脈管流出。輸入上肢及頭部。以血液之養分。貫橫膈膜。而入腹腔。更與腹腔內諸臟器。以多量之血液。終分爲二。以養下肢。此等枝分之動脈管。更遞分無數小管枝。漸次微細。成毛細血管。以遍達全體各臟器筋肉骨骼。及皮膚之端。而供以所需養料。一面更收容各部之老廢物。而運回之。漸次集合之。注入於靜脈管。各靜脈管。更集合增大。其會於腹部及下肢者。爲下大靜脈管。其貫橫膈膜至頭部及上肢者。爲上大靜脈管。達於胸腔。共復還歸於心臟。再出。通肺動脈管。而成肺臟內之毛細管網。於此交換清濁二氣。排出靜脈血中所含炭酸。而吸收動脈血中所含酸素。洗清之血液。更爲肺靜脈。而歸於心臟。凡此血液交流作用。名爲大小二循環。循環於全身、爲大循環、但循環於肺、爲小循環、所謂心臟者。由筋肉壁以成。成有嗔礴器此物理學上名謂、若唧筒水龍是、之作用。輸送動脈血液於毛細管。惟靜脈血復由毛細管向心臟之回流作用。今世學者。尙未得精確之說明耳。又動脈管與靜脈管之殊異。動脈管厚而硬。受外來壓力少。靜脈管薄而軟。若受外部強大壓力時。即易屈曲而沮遏其中血液之流通焉。

以上略說明血行器構造大概。至所謂藤田式呼吸養生法者。與血行器之影響果何如。

其呼吸養生法之第一義。爲深呼吸。儘肺量所能堪之限度。而爲收縮。而爲擴大。當爲此收縮擴大以事呼吸時。淸濁二氣之交換。十分充足。使全體內血液。得完全除炭酸。取酸素之效用。

其呼吸養生法之第二義。所以與血行之益者。蓋血液循環。實爲心臟所司。其由噴礴器作用。所押出之血液。以所受壓力。順次傳流於動脈管。達毛細管之末梢部。凡此作用。其理由係從心臟噴礴器之壓力無誤。但由毛細管。再循環於靜脈管內。其原理今尚未十分證明。至如何使血行良好。其方法益無由得知。而今從藤田氏之呼吸養生法。不但運行血脈之理。可以說明。并可用人工補助動脈之運行。裨益心臟之作用。其效力偉大。實爲可慾。誠修養之模範矣。

其第一次始行呼吸也。開張胸部。以營深呼吸。胸腔廣大。肺臟內得滿容空氣。不但胸腔內壓力增加。不餘寸隙。又以強壓力故。薄膜之靜脈管壁。受其壓迫。故動脈血之運行。毫無妨礙。而防止靜脈血。向胸腔之逆流。因之上肢及頭部毛細管。先受此影響而張大。血液之流入豐富。一面組織中之老廢物。爲血所收。一面由血液運來之營養分供給於組織中。全體之筋肉皮膚。得十分潤澤。

靈齋曰。當胸部開張時。空氣吸入。以空氣壓力故。薄軟之靜脈管。受其壓迫。而血液難通。而動脈管一面加增雄厚之力。乃得流通無滯。當是時也。有由頭部及上肢。回向心臟之靜脈血。被其抑壓不前。而動脈一面。則血流旺盛。乃得利用此機會。向頭部上肢方面。輸送血流。使上肢毛細管。血液充足。毫無遺憾焉。

其第二次深呼吸時。儘力所能。使橫膈膜向腹部膨大。故腹腔之內。來新壓力。而腹中所含血液一部分。通上行之大靜脈。回流于胸腔。而從大動脈所來血量。乃受其制限。由下肢回流之靜脈。亦甚受抑壓。一方腹腔內諸臟器。血量減少。而他方下肢。則有多量血液。從動脈流來。當此之時。合計人之全體。其中部胸腹內臟血液。比較減少。而頭部及上下四肢。則血量充足。

靈齋曰。胸中空氣充滿時。下腹膨大。腹中壓力強。所有血液○皆從大靜脈○向心臟上壓○同時由腰間下來之靜脈○受其抑迫○血液不得歸還○而動脈乘此時機○乃得盛輸血液於下肢○故兩脚等處○血液充滿○流行旺盛○要之○身中吸滿空氣○則所○有○血○液○自然○受○其○逼○迫○而向○上○下○四○肢○灌○注○是其○大○效○也○

其●第●三●次●呼●吸○腹部膨大○徐徐呼出空氣時○胸腔內新壓力減少○先時已由吸入之陰壓力○抑制回流○故頭部及上肢靜脈血○自然流注心臟○且因強壓故○腹腔內之靜脈血○通於上行之大靜脈○貫橫膈膜○向陰壓之胸腔而回流○至●腹●腔●內●血●液○以●此●時●爲●最●少○

靈齋曰。當膨腹而緩緩出氣時。胸部新壓力減少。而腹部無變化。故致頭部兩手之血液。盛向心臟吸入。同時存於腹內之靜脈血。向胸部十分押集而上。故此時腹中血液最少也。

其最後第四次呼吸。腹部之膨大漸收縮時。則由腹部大動脈。向於腹腔內諸臟器。輸入新鮮之動脈血。致血行熾盛。促下肢靜脈血之回流。

由此觀之。第一第二次時。血液之大部分。送出軀幹以外。至於毛細管之末端。其脈管壁十分伸縮。使血量豐富。營養饒多。至第三次呼吸時。頭部上肢及腹腔內之靜脈血復還輸於心臟至第四次呼吸時爲補充下肢靜脈血之回流動脈血盛行流入腹臟凡此交流作用由心臟噴礴器所送出之血液以營養身體又依胸腹兩腔壓力之互爲增減作用能力之變化致呼吸法旺盛如此理由毫無可疑

又胸腔內所吸入血液陰壓之力其作用有二端一因肋骨掀起而胸圍擴大二因橫膈膜縮小而下方開張以此張縮二作用足益長生自不必論惟肋骨掀起胸圍擴大者達一定之年齡則逐漸衰減故人若不於此鄭重注意以練習橫膈膜之呼吸而養成其慣性則未

入老境。早已血行沈滯。生活機能。發生障害。苟能及未老以前。從事此呼吸法。練習橫膈膜之伸縮。則血液運行。可常無滯礙。雖至老年。仍得生機暢遂焉。

凡烟草、酒類、及梅毒等。皆足使脈管壁變爲堅硬。必須避而遠之。此固吾人所當切戒。然雖無此等原因。而人之肉體。日變月化。刹那不停。迨其衰老。脈管壁膜。漸次變成硬質。而運動遲鈍。殆不可避之事也。惟以用此呼吸修養法故。則可預防血行之遲滯。又脈管壁。依練習伸縮故。其彈力性可以長保。

靈齋曰。人之日即衰老。有種種原因。然血管逐漸變硬。爲一大端。而惟用此呼吸法。足防血管變硬。常保彈力。故長生久視之道。無愈此者。

以上三端。皆與增進健康。延長壽命。有絕大關係。今更總論之。

其第一條。由深呼吸。使肺臟交換空氣之作用旺盛。其理至爲易見。

其第二條。使血液循環旺盛。亦不難知。

其第三條。預防脈管壁變硬。此理極妙。蓋藤田式之呼吸養生法。實可謂殊異之點。而今世僅見者也。血液中含蓄養分。以養身體五臟器官。此世所共知。但人體中新陳代謝○刹那不停○組織中之老廢物○必須刻刻除去○若一旦不幸○疾病發生時○則其一部分○須善爲修治○又老廢物之排出既多○則必待新力活血○迅速塡補○尤爲至要○故必盡力所及○將廢血送還○凡此等動作○賴靜脈血之回流作用○不依心臟之收縮○亦不依靜脈管之收縮及筋肉之收縮○惟依適當呼吸法而已○

靈齋曰○若人受傷○或有疾病時○其患處必須特別速送血液○新舊交換○以資接濟○譬如機器○其損壞之一部○必特別修繕○庀材施工○乃可逐漸恢復○與他部分營同一職務○故人體受虧○須特輸新血○灌輸彌補○其

理亦同。當此之時。廢物不去。新機不生。醫家所謂去鬱生新是已。故最要者。當使靜脈血迅速流去方可。然欲達此目的。向乏善法。惟用此呼吸修養法。則血行速而病傷速愈矣。

余自幼時。卽常主運動身體。爲保持康健。療治疾病之最效良法。深信不疑。然由今思之。其法尚非完全。蓋運動時。必須筋肉伸縮。乃可促靜脈管血液之運行。血行既速。新陳代謝旺盛。生活機能因之增進。運動所以愈病。實由此理。雖然。若於日常生活必要之運動以外。更強事運動。雖於血脈運行。亦有利益。而因筋肉伸縮頻繁故體力消費不能不增多一身贏絀統計亦不可忽也然若用此呼吸修養法以代運動則足以促進血行補充傷病部分之所缺消費無多於筋肉之養分損耗甚微而促血液進行之力甚大故此呼吸法較諸運動其利益甚爲優越也況又加以精神鍛鍊則此法之優可知矣

靈齋曰運動者足使血行旺盛身體康健疾病痊愈此人所共知但若爲甚劇烈之運動則須留意蓋一面固可使血行優良一面筋肉之力先須銷耗譬如商工營業必須對校其子母贏差如何而後可爲之

然若用此呼吸法則筋肉精力之銷耗極少而血分之獲益已多由此觀之呼吸法之利益遠勝全體運動可知矣

夫但呼吸法一項已有如此大利益況又加調心法之和同作用兩輪并運雙翼齊張其效果偉大當何如哉

中華民國五年十一月初版
中華民國六年十二月再版

（身心調和法一册）
（每册定價大洋貳角伍分）
（外埠酌加運費匯費）

原著者　日本藤田靈齋
譯述者　下邳靈華居士
校訂者　武進蔣維喬
發行者　商務印書館
印刷所　上海北河南路北首寶山路　商務印書館
總發行所　上海棋盤街中市　商務印書館
分售處　北京　天津　保定　奉天　吉林　長春　龍江　濟南　東昌　太原　開封　洛陽　西安　南京　杭州　蘭谿　安慶　蕪湖　南昌　饒州　九江　漢口　武昌　長沙　寶慶　常德　衡州　成都　重慶　瀘州　廈門　廣州　潮州　福州　汕頭　澳門　香港　桂林　梧州　雲南　貴陽　石家莊　哈爾濱　新嘉坡　商務印書分館

四二九九

商務印書館出版

衛生用書

心身強健祕訣

定價六角

哲學士劉君靈華。曾在東京修習藤田式靜坐法。其法分初傳中傳奥傳。初傳之書爲身心調和法。業由本館出版。此書即藤田式之中傳。由劉君博考詳證。譯述而成。貫徹儒釋道三教之理。一一皆可實地修證。名曰祕訣。誠非虛語。

精神與身體

附神經健全法

定價一角

精神身體神經。爲人生所同具。是三者之爲物。究有何等關係。何等作用。何等利害。均有研究之價值。是書前後編各分三章。前編述精神與身體之關係。後編述神經健全之法則。辭意明顯。選材適切。有志修養者。必以先覩爲快也。

因是子靜坐法	三角
人生二百年	八角
廢止朝食論	六角
樂天却病法	每册五角
康德 人心能力論	二角
靜坐三年	八角
長生不老法	五角
精神衛生論	五角
日用衛生	二角
旅行衛生	二角
身心調和法	二角五分
樂天生活	近刊
萬病自然療法	五角
簡易療病法	五角

丙(523)

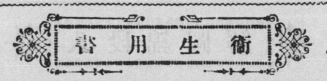

商務印書館出版

八段錦圖解

〔洋裝一册〕◉〔定價一角〕

八段錦爲我國固有之練身法。相傳已數千年。近來各學校用之。頗著成效。惟其法原有南北二派。外間所流行者。祇有南派。無北派。而北派實岳武穆所傳。優於南派。此書以北派爲主。南派爲輔。逐段詳解。且各插入寫眞姿勢圖。學者可就身體所宜。按法練習。誠最便利最完全之書也。

拳術學初階	四角
拳術學進階	四角
拳術學教範	八角
技擊餘聞	二角
武俠叢談	二册六角
◉以上拳術書	
田徑賽運動	六角
足球	四角
網球	四角五分
端艇游泳術	四角五分
體育(之理論及)實際	一元
◉以上體育書	

丙(524)

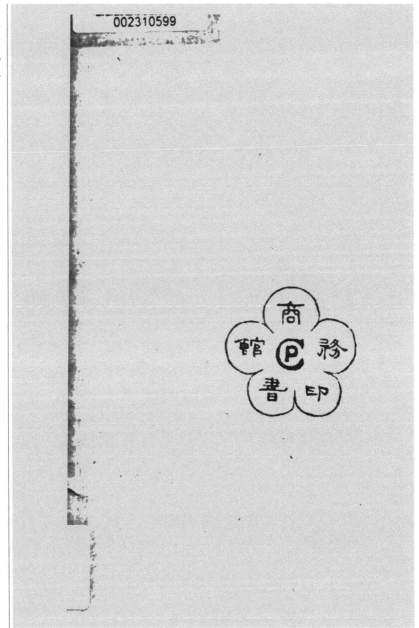

柔術入門

〔日〕竹田淺次郎　著

殷李源　譯

上海武俠社　民國二十二年八月版

柔術入門

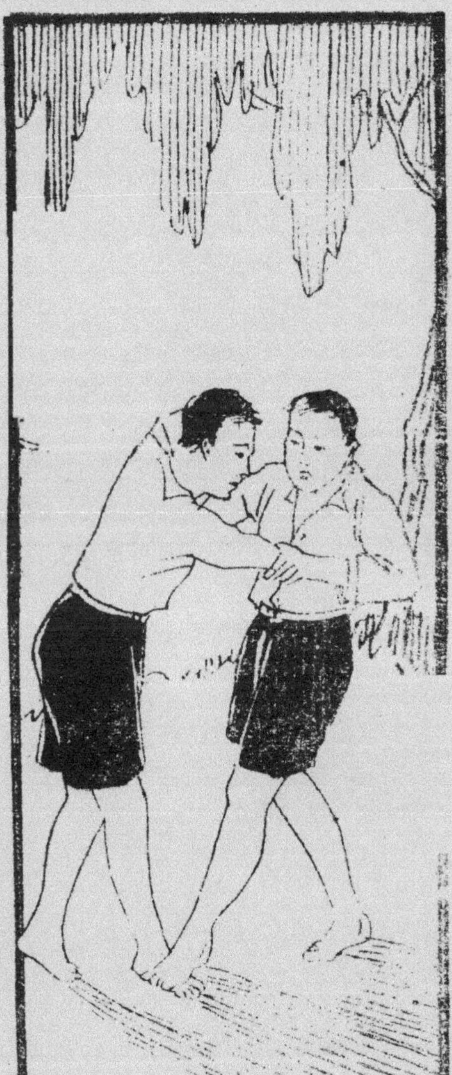

武俠社出版

柔術入門

上海中西書局印行

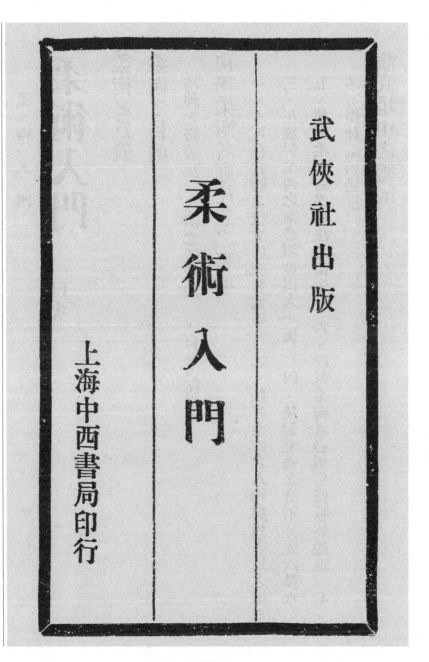

柔術入門

目次

對打之準備法

身體之運動法(法步)

破敵體勢之法

一、破敵體勢之方向　二、破敵體勢時兩手及身體之動作法　三、敵體靜止時破其體勢之法　四、利用反動力破敵體勢之法　五、利用敵人之氣力及動作破敵體勢之法　六、使敵人向右(左)前方傾倒之法　七、使敵人向左(右)後方傾倒之法

修習柔術之方針

一、獨自研究之法　二、基本動作之練習法　三、施行技術之時機　四、使用全身氣力之主義　五、練習連續施術之法　六、多用攻擊手段之主義　七、與衆人輪流對打之法　八，動作必須敏捷　九、手足腰三種動作必須

一致進行　十、習藝之趣味

嚴寒時操練柔術之心得

倒法之練習

一、向後倒法　二、向右(左)後方倒法　三、向前倒法　四、前方迴轉倒法　五、第一種右(左)前方迴轉倒法　六、第二種右(左)方迴轉倒法　七、後方迴轉倒法　八、關于倒法之一般的注意

技術之說明

一、足術

1. 送足掃術　2. 出足掃術　3. 支吊入足術　4. 掃吊入足術　5. 小內拐術　6. 大內拐術　7. 小外拐術　8. 大外拐術　9. 大外轉術　10 轉膝術　11 轉足術　12 內股術

二、腰術

1.浮腰術 2.抱入腰術 3.吊入腰術 4.吊腰術 5.轉腰術 6.大腰術

7.掃腰術 8.跳腰術 9.移腰術 10後腰術

三、手術

1.浮落術 2.轉肩術 3.落體術 4.背負投術 5.側面落體術 6.落帶術

7.外捲入術 8.內捲入術 9.浮轉術

四、眞捨身術

1.把投術 2.裏投術 3.隅返術 4.表返術

五、橫捨身術

1.橫掛術 2.橫轉術 3.橫浮術 4.橫落術 5.捲入捨身術 6.橫分術

7.蟹捨身術 8.抱分術

固術之說明

柔術入門

一、抑壓術

1.根本固術　2.撳倒固術　3.肩固術　4.上四方固術　5.撳倒四方固術

6.橫四方固術　7.縱四方固術

二、絞絕術

1.逆十字絞術　2.並十字絞術　3.單十字絞術　4.送襟絞術　5.片面絞術

6.裸體絞術　7.抱首絞術　8.轉袖絞術　9.突入絞術　01下腕絞術

三、關節術

1.緘腕術　2.挫腕十字固術　.挫腕固腕術　4.挫腕固膝術　5.挫腕固體術

柔術入門

大正中學校教諭柔道教師 竹田淺次郎著
蘇省殷師竹譯

▲柔術之意義

柔術是在和敵人戰爭的時候，不拿武器，善于利用敵人之力，並且使自己之力最有功效，藉以戰勝敵人。例如在爭勝敗的時候，敵人有十分的氣力，我只有七分的氣力；照着力量比較，我當然是要失敗的。但是，我若能使敵人向我打來的氣力變更方向，或是我能依着巧妙的方法，使用我的氣力，使敵力減少，我力增加；雖然遇着氣力很大的敵人，也能取得勝利。所以日本的柔術，並非以力制力的武藝，却是以柔制剛的法術。

▲柔術之目的

柔術的目的，大概可從兩方面觀察。一方面是內的方面，另一方面是外的方面。內的方面，是說我們的精神的修養；外的方面，是說肉體的養成。這個外的方面，又可分爲積極的和消極的兩方面；積極的方面，是身體的鍛練；消極的方面，是自身的防衞。我們若能完成此內外兩方面，便可充分發揮自己的才能，並且可以構成圓滿的人格，招來人生的幸福；我們的此等理想，也可藉此實現出來。現在把精神的修養，身體的鍛練，和自身的防衞，詳述如下：

一、精神之修養法

日本的柔術，非但是講究用力之法；並且在柔道的裏面，又有意志的鍛練，精神的修養等重大的使命。練習柔術的人，切不可把柔術當作遊戲的事情；和別人比試較量的時候，須要統一我的精神，只存着戰勝敵人之意念，決定不可有別種雜念。在戰爭的時候，對於敵人的運足法，動腰法，用手法，呼吸法等，全要十分注意；我的神經銳敏，便容易防禦敵人的攻擊；我的精神統一，便容易看出敵人的空隙。練習柔術的人，非但在演武場中，應當使精神統一；並且在演武場外，也要養成精神統一的習慣。柔術是肉體的事情，所以若欲柔術進步，必須常使肉體飽受辛酸，藉以養成能耐勞苦的體格；世上的庸人，雖然畏懼艱難痛苦；但是，修習柔術的人，却當求得艱難痛苦，藉以磨練自己的手腕。意志薄弱的人，到底不能練成柔術；所以鍛練意志，實是練成柔術的基礎。意志强固的男子，方才可成社會上有能爲的人物。照着這樣看來，可見柔術不僅是打倒敵人的技藝，却是養成百折不撓的精神，社會上完全人物的方法。

二、身體之鍛練法

身體的鍛練，是要造成强韌的筋肉骨骼，壯健的內臟諸器官，均勻整齊的優良體格，能耐人世的困難，發揮自己的能力。想要身體健全，必須在平常的時候，注意運動。若欲依着一時的實施，造成優良的體格，這却是不容易的事情。必須永久繼續着練習運動，方才有顯明的效果。諸種的運動雖然各有特徵；但是，若不永久繼續着練習，便不能發生功效。永久繼續着練習的時候，須要以下邊所記的各項爲要件。一、須要有興味。二、所用的器具，須要簡單而容易置備。三、需要的人數，愈少愈妙。四、沒有時期的限制。以此等事項爲基礎，比較觀察許多運動的時候，便可認明：柔術在身體的鍛練上，是最合理想的，柔術不像體操那樣乾燥無味，也不像比賽足球那樣需要廣大的操場，多數的人員。它的興味，確是男性的；凡是男子，全喜歡練習這種技術，並且男性的小兒，也喜歡學習柔術。所需要的，只是穿着便于運動的衣服而已；在比試時，需要的人員，除了自己之外，只要有一個對手，已經足夠了。所以這種運動，是很容易永久繼續的。在冬日嚴寒的時候，穿着單薄的短衣，練習柔術，可以鍛練皮膚，身體的各部也可均勻整齊的發達；像這種練筋肉，鍛骨格，整理內臟諸器官，實是拿理想的，鍛練身體的技術。

三、自身之防衛

我們有强健的身體，很大的氣力，在積極的方面，雖然可以擁護我們的幸福；但是在遇着意外災禍的時候，却還沒有避免危險的法術；所以我們在消極的方面，又當研究：預防災禍，保衛自身的方法。柔術在此點上，是最重的技術。應用平時練成的武藝，施行機敏的動作，修養精微纖細的精神，可以防備不測的災禍。

▲初學柔術者應注意之事項

一、不可在食物之後立即練習武術

練習柔術的時候，至少須要在食後經三十分以上的時間。若在用膳之後，立即練習柔術；那末，在生理上，必然要發生很大的變化。飲食之後，食物入於胃中，所有全身的血液，完全聚集在胃內，藉以促進胃的消化運動。若在食物之後，立即操練柔術；那末，聚集在胃中的血液，或是聚集在足部，或是聚集在上肢，以致胃中的血液很少，胃的消化運動，必然因此緩慢；於是食物不能消化，腸部不能吸收營養分，胃腸必然受着傷害。胃腸受着傷害的時候，雖然攝取食物，也不消化，很難吸收養分，身體便要衰弱了。身體衰弱之後，雖然學習柔術，却也不能成功；所以要在用膳之後，經過三十分鐘以上的時候，方才可以練習柔術。

二、練習柔術之人須剪短手足之指爪

練習柔術的人，須要剪短手和足的指爪。在操練柔術，或是和別人比試武藝的時候，往往要和別人揪扭拉扯；倘若留着很長的指爪；那末，在揪扭拉扯的時候，便難免受着意外的損傷。在武術方面，手和足全有很大的用處；不論手或足的指爪受傷，全要使武術發生缺陷。因爲這個緣故，所以要在有暇的時候，剪短指爪。

三、在練習柔術之前必須排出大小便

在練習柔術之前，必須把大便和小便排除乾淨。倘若沒有排除大小便，立卽操練柔術；那末，膀胱因此破裂，便有喪失生命的危險。在實際上，因爲沒有大小便便操練武術，以致膀胱破裂，死於非命的人，却是不少。又在另一方面，沒有把大小便排除乾淨，便練習柔術，却也不能使柔術有進步。

四、練習柔術之時不可妄飲湯水

在很猛烈的比試武藝的時候，喉中非常乾燥，必然要多飲湯水。若在此時多飲湯水；那末，在生理上，必然要發生很壞的結果。練武的時候多飲湯水，也和食後立卽練武一樣，胃腸必然受害，身體也不能健康。上身感覺非常疲勞，也不能把技術練好；所以在操練武術的前後時間。不可飲用湯水。

五、練習柔術者必須注意衛生

自己的身體，須要自己注意保護，使它常成強健的體格。欲得眞正的健康，決定不可不淸潔，也不可暴飲暴食。對於傷害身體的事情，須要避之如惡鬼。因爲有了這種觀念，所以必須逃避暴飲暴食等一切誘惑，時常向着健康之路進行。

六、練習柔術者必須常使服裝端正

練習柔術的人，非但要求技術純熟，並且要注重精神的修養。因爲這個緣故，所以要謹愼行爲言語，使衣裝端正整齊。倘若衣裝不整齊，態度不端正；那末在操練武藝的時候，必然行動不能靈便，技術也不能十分發揮。所以整齊的衣裝，端正的態度，乃是武道的重要條件。

七、不可操練柔術過度

初學的人，稍微學會幾種柔術，便要非常高興，自朝至暮，不斷的操練。但是，操練柔術過度，反而要得着毫無興味的結果。服用良藥過度，反而要中藥毒食用美食過度，反而要傷害腸胃；操練柔術，也是如此；倘若過度，必然感覺非常疲勞，使身體受着惡劣的影響。人類的體力，雖然各不相同；但是，操練柔術的人，總當規定適宜的時候，以免操練太久，發生不良的結果。若欲長久操練，必須在中間規定休息的時候；練習二十分鐘，休息十分鐘；若能照着這樣，輪流操練休息；那末，雖然經過長久的時候，却也不致感覺疲勞。但是，學習柔術的人，又當依着自己的體力，酌量減少操練的時候，增加休息的時候；切不可因爲高興，不斷的操練，以致疲勞過度，身體受傷；非但學不成柔術，並且使身體受着傷害。

▲演武場中之禮儀

練習柔術的人，必須時常要求緊張的精神，嚴肅的態度。尤其是在演武場中的武士，須要和在戰場上一樣，有眞正的戰鬥精神；對於技術，也當有敬虔的心理。所以武道的禮儀，確是武士的重要事情。武士在出入演武場的時候，必須對着上座，施行敬禮。就是上座沒有師傅或是尊者，也當保守敬虔的意念。又在參觀別人練習武藝的時候，也當時常端坐或是立正，切不可有輕浮的態度。在比試武藝的時候，除了恭敬審判者（即公正人）之外，又當向着對方的人，施行敬禮；不可對於對方的人，有欺侮或是憤恨之心。在自己練習柔術的時候，須要穿着合式的衣裝，使身體的活動十分靈便。在和別人練習對打的時候，起初要取直立的姿勢，向着對方的人行一敬禮，然後做出準備的姿勢。倘若在演習技術的時間，衣帶忽然鬆開，以致服裝散亂；那末，必須向對方的人說明，退後把服裝整理端正，然後重新操練。倘若看見對方的人服裝散亂，也當告知對方。和對方的人操練完了的時候，須要相對行一敬禮，然後退下。有若干操練柔術的人，因爲操練得非常疲勞，以致練完之後，禮儀容易錯亂；其實武士的禮儀，乃是武道的精華；在精神的修養，和身體的鍛練方面，全有密切的關係；所以練習柔術的人，對于這種禮儀，切不可當作等閑的事情。又在和別人比試武藝的時候，雖然可以依着氣合術（卽迸氣大喝，）發出聲音；却不可藉着這種聲音愚弄對手（卽一同操練之對方之人，後同；）審判者判定勝負優劣之後，倘若以我爲失敗者，却也不可發出不平的言語。拘泥於勝敗，而發卑劣的言論，非但失去武道的精神，並且有傷武士的名望；所以練習柔術的人，在平常的時候，須要注意此等精神的修養；注重禮儀，不忘武士道的精神，才能成爲高尚的武士。

▲對打之準備法

練習兩人對打的柔術，在起初的時候，必須做出準備的姿勢。準備的姿勢可分六種如下：（一）自然體＝有右自然體，自然本體，左自然體

等三種；(一)自護體|有右自護體，自護本體，左自護體等三種。(二)自然本體的準備法，是兩人相對立定，各用右手，抓着對手的右橫襟，左手抓着右外中袖，兩足橫着展開。(參觀第一圖)右自然體準備法，是先做出自然本體準備姿勢，然後各人把右足向前踏出一步。(參觀第二圖)左自然體準備法，是先做出自然本體準備姿勢，然後各人把左足向前踏出一步。此等自然體準備姿勢，在

第一圖

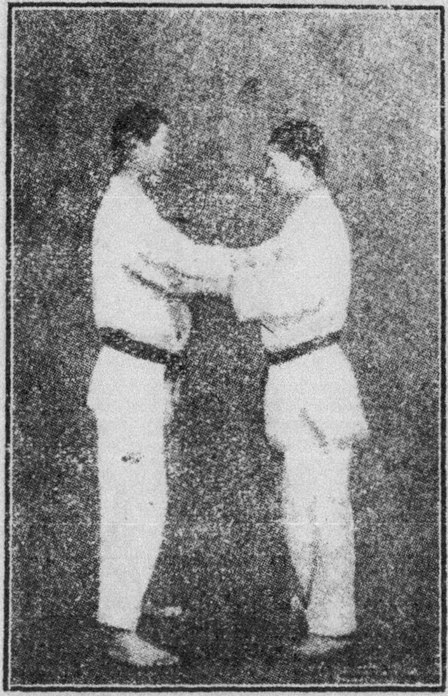

攻擊和防禦兩方面，全能自由自在，實是能爲敏捷動作的姿勢。並且此等體勢，在互相揪扭的時候，很不容易跌倒；所以在柔術的立法中間，應當把這種體勢，作爲基本的姿勢；初學的人，須要先把這種姿勢練熟，然後才可練習別種技術。(二)自護本

第二圖

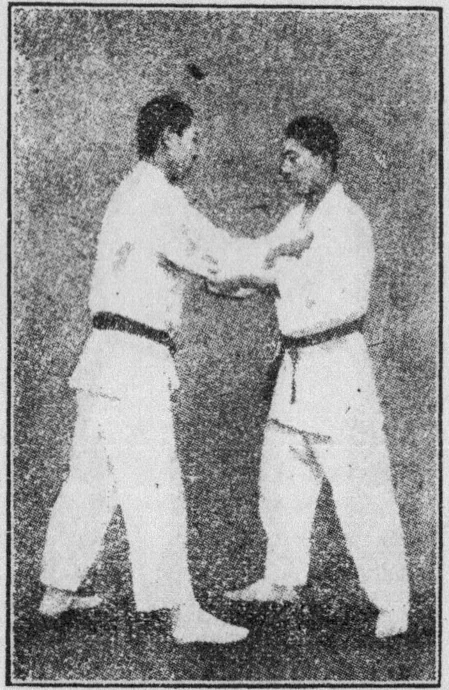

體的準備法，是兩人相對立定，各人用右手，抓着對手的左後帶，左手抓着對手的右外中袖，各人上身向前屈伏，臀部向後凸出，兩足橫着展開，

兩膝稍微彎曲；在做出自護本體姿勢的時候，自己的足和對手之足的距離，比自然體的姿勢較遠。右自護體準備法，是先做出自護本體準備姿勢，然後各人把右足向前踏出一步。左自護體準備姿勢，是先做出自護本體準備姿勢，然後各人把左足踏出一步，（參觀第三圖。）用這種自護體準備法，在防禦方面，雖然很有功效；然而兩手，兩腰，和兩足等部，全要用力；並且在攻擊方面，頗爲困

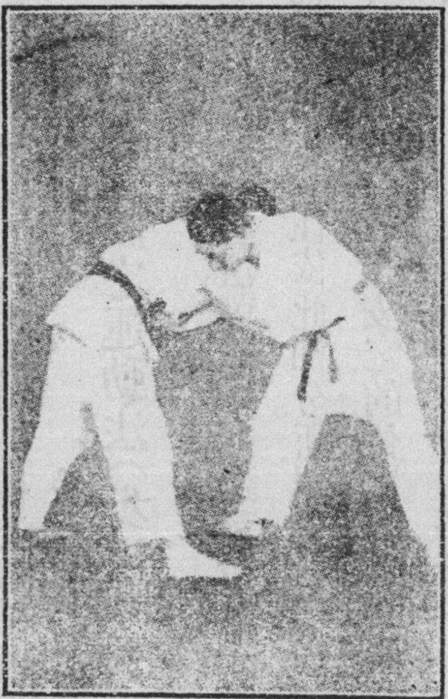

第三圖

難，變化非常不自由容易疲勞；所以練習柔術的人，不可把這種自護體，作爲準備攻擊的姿勢。若用這種姿勢準備攻擊，便難使技術進步。

▲身體之運動法（步法）

身體的運動法，就是步法；這種步法，在柔術立法中間，是很重要的；勝敗的原因，往往依此而分。所以練習柔術的人，須要時常保守自然體，把身體的重心，放在安定的位置。因爲要保守重心的安定，所以不能長久直立着不動。須要依着攻守的各種情形，不斷的使身體活動。不自然的步法，是不可使用的，學者須要注意。現在舉例說明如下：最容易攻守的，是自然體準備姿勢；先做出這種準備姿勢，然後使身體進到右方；最初的時候，把右足向右邊踏出；又在相同的時候，左足也要隨着行動。這時，左足若不隨着行動，身體便要非常不安定。所以右足向右移動，左足也要隨着進行。右足踏出，左足隨着行動，全身也要向右移動，使上身的重心，時常平均的載在兩足之上；又在大腿行動的時候，重心的位置容易搖動；所以須要非常謹愼，保守着自然體的準備姿勢；不論自然體發生怎樣激烈的變化，總不可使姿勢散亂。

▲破敵體勢之法

欲破壞敵人身體的準備姿勢，須要依着兩手的動作，使敵人的身體，失去重心，現出不安定的狀態。在柔術中間，破壞敵人體勢的方法，也是很重要的；各種技術的成敗利鈍，也要依此而分的；又從這種方法看來，也可認明以柔制剛的道理。學者研究這種破敵體勢，十分熟練之後，便可使技術有非常的進步；所以學習柔術的人，必須用心練習這種破敵體勢之法。

一、破敵體勢之方向

第四圖

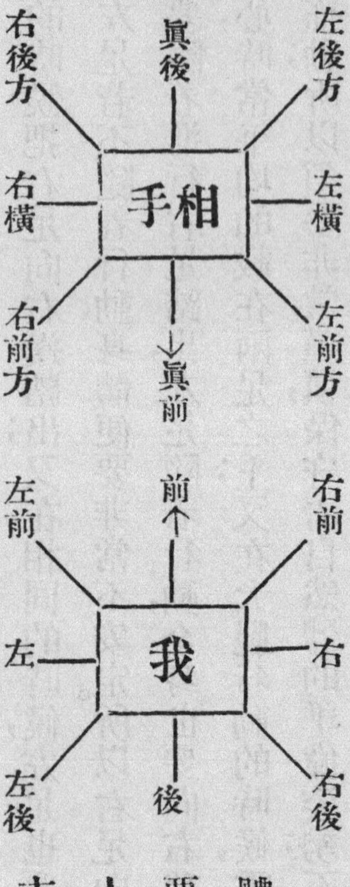

破壞敵人體勢的時候，須要先注意使敵人向着一定的方向而傾倒。欲

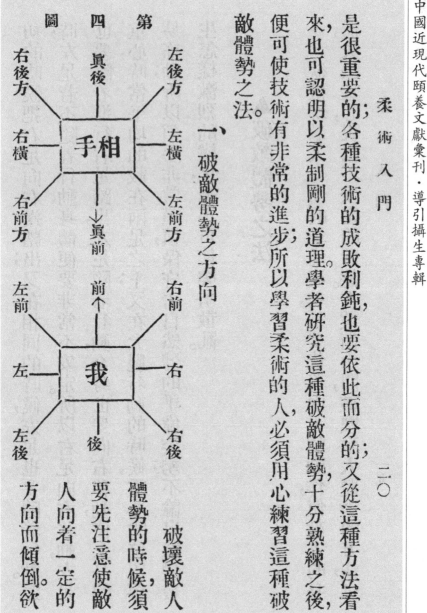

知這種方向，須要參觀第四圖。

二、破敵體勢時兩手及身體之動作法

假定：我們要推倒一根立着的棒，把手放在棒的下方，推它的時候，必然推倒較難，須要用力較多；倘若把手放在棒的上方；那末，推倒較易，用力也可較少。在柔術方面，破壞敵人的體勢，也要應用這種物理的理法；又在這個時候，須要用我的身體的動作，補助手的動作，使手的動作更有功效。例如：做出自然體準備姿勢的時候，我用兩手，把敵人牽引到我的肩胛近邊，使他向前傾到的時候，我一面牽引敵人的身體，一面把自身退後一步；這時，我和敵人的距離較大，便容易使敵人傾倒。又在敵人倒向後方的時候，我一面用兩手推敵人的身體，一面使我的身體向前衝突，便容易使敵人傾倒。

三、敵體靜止時破其體勢之法

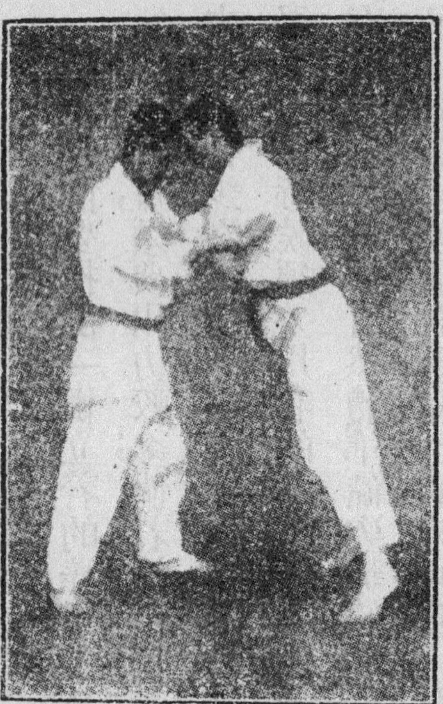

第五圖

敵人在靜止的時候，欲破壞他的體勢，也要應用物理學中槓桿的原理；照着槓桿的原理，力之支點在足部；牽引距足最遠之部，便可事半功倍；在破敵體勢方面，牽引敵人的上身，便容易使敵人向前傾倒；推敵人的上身，也容易使敵人向後傾倒。

其他，不論使敵人傾向何方，總要推拉敵人的上身。但是，在牽引敵人的時候，切不可把敵人的上身拉向下方；須要把敵人的上身，牽引到我的肩胛上方。（參觀第五圖）

四、利用反動力破敵體勢之法

用手推敵人身體的時候，敵人的身體，不一定向着被推的方向而傾倒。依着人類的通性，在被推的時候，身體往往向着反對的方向推回來。應用此理，便可知道：欲推敵人到後方，須要先用手抓着他的上身，稍微牽引到前方；這時，敵人因爲被我牽引到前方，必然發出反動力，把他的身體引到後方。我却利用他的反動力，乘勢用力一推，敵人便容易向後方傾倒了；所以依着反動的原理，利用敵人的反動力，却也是破敵體勢的重要方法。

五、利用敵人之氣力及動作破敵體勢之法

敵人因爲欲使我向後方傾倒，用手推來的時候，倘若我想向着反對的方向推囘；那末我所用的氣力，須要勝過敵人的氣力；但是，這個時候，倘若我把身體退後，牽引敵人；敵人那末依着敵人推來的氣力，和我牽引敵人的氣力，便容易使敵人向前方傾倒。所以不論在什麼情形之下，全可利用敵人加到我身的氣力，使敵人體勢破壞。

六、使敵人向右(左)前方傾倒之法

兩人各用右手，抓着對方的左橫襟，左手抓着右外衣袖；我欲使敵人向右前方傾倒，須要在敵人的右足踏出到右前方的一轉眼間，我把左足退向左後方，左手抓着敵人的右外衣袖，拉到我的左肩近邊，右手幫助着，使敵人向着右方前邊傾倒（參觀第六圖一。）凡是在把一足

第六圖（一）

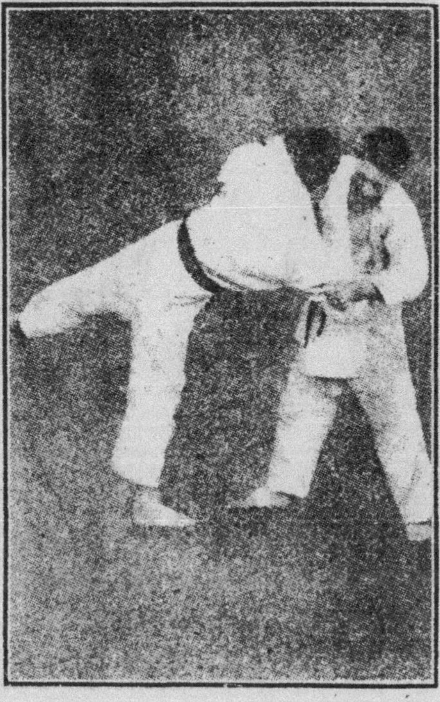

踏出的時候，身體的重心，必然傾向該足之方。所以在敵人踏出一足的一轉眼間，牽引敵人，便容易使他傾倒（參觀第六圖二。））在敵人做出左自然體（或右自然體）準備姿勢的時候，斜着把他牽引，便容易使他傾倒；敵人做出左自然體準備姿勢

的時候，把他牽引到我的左肩近邊，他便傾倒了。所以我在這個時候，須要用兩手抓着敵人的右前方，用力把他牽引到我的左肩近邊，使他容易傾倒，

第六圖（二）

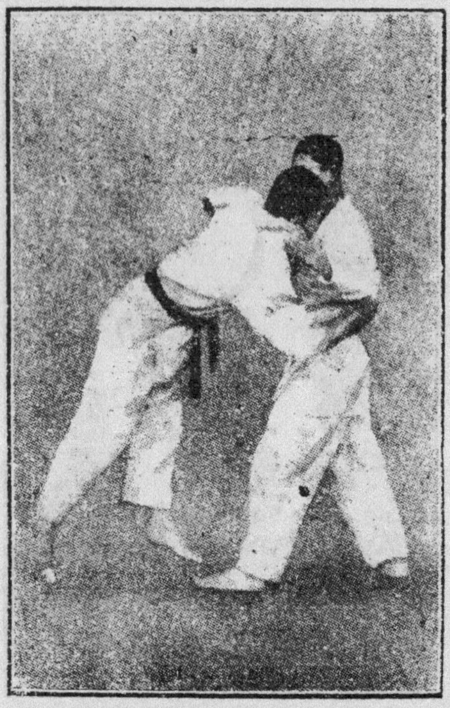

七　使敵人向左（右）後方傾倒之法

用左自然體準備姿勢的時候，欲使敵人向左後方傾倒，須要用右手牽引敵人，使他傾向我的右肩近邊，左手把敵人推向左後方；川這種方法，便容易使敵人向左

後方傾倒（參觀第七圖）。這時，我用右手拉，左手推，使敵人的身體向左轉；再把我的身體向前衝突，敵人便容易向左後方傾倒了。一切使敵人向左後方和右後方傾倒的方法，全要依着前邊所記的動作方法，方才可以成功。

第七圖

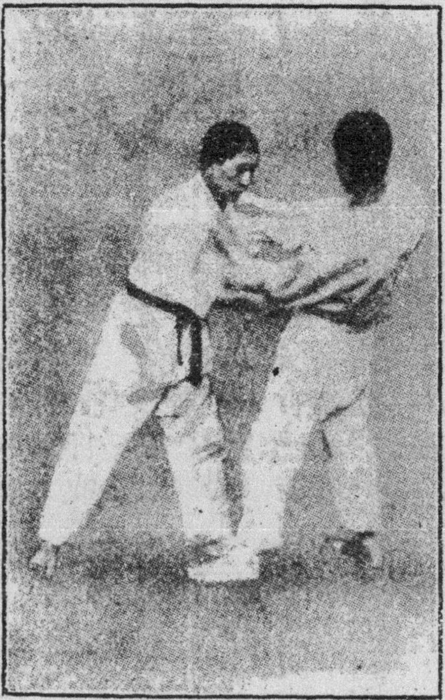

▲修習柔術之方針

一、獨自研究之法

柔術中間，有一定的基本動作；此等基本動作，可以依着從師和看術，把它學會；但是，欲明各種技術的眞理，使在實地應用的時候，成爲變化神妙的武藝；那末，須要各人自己用心研究，以期發明新奇的方法；專門拘泥師傅所教的基本動作，或是墨守古書所載的陳舊方法，便要在實際戰鬥的時候，難免失敗之憂。學習柔術的人，必須在平常的時候，研究實際戰鬥的法術；不論是一舉手一投足的簡單技術，全要加以精密的研究。研究一步，便能得着一步的要訣，使技術更進一步；照着這樣，逐漸進步，便能深明柔術的眞理，得着柔術的趣味。

二、基本動作之練習法

在練習對打之前，須要先練習基本動作。在柔術中的投術方面，須要兩人操練，一人爲投者，一人爲被投者；投者應當研究怎樣破敵體勢，怎樣把足踏進，怎樣活動身體，怎樣運用兩手。把此等基本動作精密研究，記好之後，須要再把此等方法分解開來，想出最初的時候，怎樣破敵體勢，把足踏進；其次，怎樣使自己的身體衝人，怎樣運用兩手，戰勝敵人。現在把投術中的浮腰術，作爲實例，說明如下：先用兩手，拉着敵人的上身，使他向前方傾倒；其次，把左足踏進敵人的左足內側；其次，把我的腰低，下一面身體向左迴轉，一面使敵人的胸部，很密切的接觸我的身體的右後部，右足踏進敵人的右足內側，把敵人身體的重心，載在我的右邊腰部；其次，把身體向左轉動，便可把敵人投出。此等方法，在最初的時候，可以分成三種基本動作；待到練熟之後，便可把它併成兩種動作；最後的時候，又可合成一種動作。又在投術方面，把基本動作練熟之後，便可不必拘泥自己的動作；在實際戰鬥的時候，應當隨着敵人動作的正否巧拙，活用自己的各種基本動作。

三、施行技術之時機

在敵人身體的姿勢，已經破壞的時候，卽當施行自己的技術。熟練柔術的人，在實際戰鬥的時候，能依着視覺和知覺，看出敵人體勢破壞的時機；但是，沒有練熟柔術的人，却往往因爲神經呆鈍，動作遲緩，以致失去施行技術的機會。所以學習柔術的人，須要預先想定施行技術的時機；以期在實際戰鬥的時候，不致失去機會。

四、使用全身氣力之主義

在施行技術的時候，須要用足全身的氣力。在我想把敵人投出的時候，倘若氣力太小，便要反而被敵人把自身投出，以致失敗；所以不論在使用那一種技術的時候，總要使用全身的氣力，奮不顧身，才能得着勝利。倘若在施行技術的時候，或是半信半疑，或是有恐怖之心，或是有欺侮之念，便要氣衰力弱，終于失敗。日本古時的柔術名家曾經說：「力出于精神，精神聚則力集」所以在實際戰鬥的時候，須要除去種種的雜念，時常聚集精神，使全身的氣力，集中于技術方面，才能達到勝利的目的。

五、練習連續施術之法

利敵人戰鬥的時候，先用一種枝術，向敵人攻擊，敵人避開這種攻擊的時候，體勢必然發生變化。我乘着敵人體勢變化的時候，可以再用一種別的技術，用着全身氣力，向敵攻擊，便可把敵人打倒；倘若用了第二種技術仍舊未見功效，便可接連繼續着施行幾種技術，直到取得勝利為止；所用的各種技術，須要隨着敵人體勢的變化，使用各種合宜的技術，向敵人攻擊。若能用巧妙的方法，把幾種技術，接連繼續着施行得千變萬化，便可達到勝利的目的。

六　多用攻擊手段之主義

若欲使柔術容易進步，必須常向敵人施行攻擊手段。常用防禦手段，便難使技術上進。在練習對打的時候，須要選取比我强的對手；我在和强敵對打的時候，須要心中鎮靜不亂，向他攻擊；若能佔着先手，用適宜的攻擊技術；非但自己的技術能有進步，並且可以乘着敵人的空隙，得着勝利。

七、與衆人輪流對打之法

日本的武士，在修業的時候，往往要行到許多演武場，和許多武士輪流對打。因爲人類的性質，體格等，是各不相同的；各人的柔術，既有力量強弱之不同，又有變化多少之差異。倘若在平常操練柔術的時候，專門和一人對打；那末手段既少變化，技術必難上進；所以必須輪流着和許多武士操練對打，才能使手段靈活，技術容易進步。

八、動作必須敏捷

柔道中間的技術，是一轉眼時間的事情；倘若動作緩慢，便不能乘着敵人的空隙，進攻取勝；終于被敵人乘着自己的空隙，以致失敗。動作的遲速，在技術的力量方面，也有關係；例如：用手推物，和用手打物，在力量方面，必然有很大的差異；對着容易打倒之物，却用手推它，便不容易推倒；對着容易推倒之物，却用手打它，也不容易打倒。敏捷迅速的動作，能集合氣力在緊要之處，所以力量非常强大。自己的動作，非常敏捷迅速，便在體勢方面無隙可乘；待到敵人的體勢發生空隙的時候，便可乘隙而入，取得勝利。

九、手足腰三種動作必須一致進行

在對打的時候，手，足，和腰部三種動作，須要完全一致；這三種動作，固然要敏捷迅速，並且要一致施行。所以學習柔術的人，在平常操練基本動作的時候，必須使這三種動作，在一轉眼的時間，完全一致施行。和敵人戰鬥的時候，切不可有拘泥勝敗之心，須要除去雜念，專門注意在技術上；若能專心一意，施行技術，便可使手足腰三種動作，完全一致；不論敵人怎樣手段靈敏，全難避開。手足腰三種動作，互有密切的關係；獨立着使用一種動作，並無何等功用。不論足的動作怎樣敏捷，手的動作怎樣迅速，腰的動作怎樣靈活；單用一種動作，決定不能戰勝敵人。聚集氣力于三種動作完全一致之處，名爲合力。能用這種合力，就是軀幹小的人，也能戰勝軀幹大的人。所以使用合力，乃是柔術的要訣。

十、習藝之趣味

練習武藝，固然要除去雜念，專心在技術上，以期技藝容易進步；但是，從另一方面看來，在學習的時候，又當喚起美的感情；學者若能對於柔術，有壯快的趣味；那末在學習的時候便能不厭不倦的把它操練，使技術更容易進步。

▲嚴寒時操練柔術之心得

練習柔術的人非但要使技術純熟並且要鍛練心身使自己的精神和肉體，全能耐勞忍苦。人能耐勞忍苦，才能臨災禍而不懼遇挫折而不撓；萬事如此，柔術亦然；所以學習柔術的人，非但要在天氣溫和的時候，時常操練；並且要在天氣嚴寒的時期，勤加練習。冬日最寒冷的時候，是在下半夜將明未明之頃；這時，別人全睡在溫暖的床上，做他的好夢，武士却要起來練習武藝；戰寒氣，鬥睡魔，操練筋骨，鍛練意志，才能養成强健的心身；若能每日如此，久不間斷，便可使意志鞏固，身體頑强，忍別人所不能忍的苦痛，做別人所不能做的大事了。嚴寒時候操練柔術，須要穿着單薄的衣服，施行完全的冷氣浴。除了冷氣浴之外，又當使用冷水摩擦，冷水浴等，藉以養成堅固的皮膚。近時的醫學家，很贊成冷氣浴；嚴寒時候操練柔術，却在不知不識之間，也自然成爲一種冷氣浴；在初練的時候，雖然覺着寒冷；但是，練到後來，便要身體温暖；施行强烈的運動，直到出汗爲止，筋肉便因此發達了；每日如此，久不間斷，到了後來，便可成爲非常强健的武士了。

▲倒法之練習

柔術入門

學柔術的人，在最初的時候，必須先練習倒法。若不先練倒法，便和別人對打；那末，在相撲的時候，必然身體不耐打擊，感覺很激烈的疼痛，容易受傷。把倒法練熟之後，便能不論怎樣跌倒，全不致受傷，也不覺着疼痛。現在把各種倒法，列記于後，以供學者練習之用。

一、向後倒法

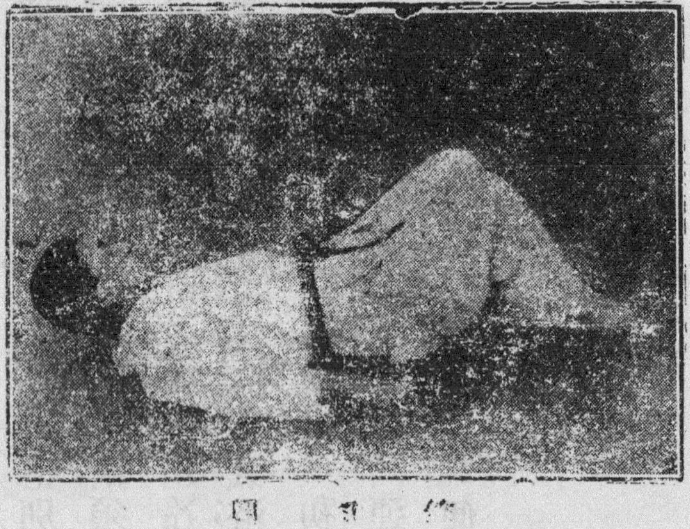

在練習向後倒法之前須要先練習手的打法手的打法如下用仰臥着的姿勢，背心凸起，頭上用力，使頭向前屈，以看見腰帶爲度。用這種

第九圖

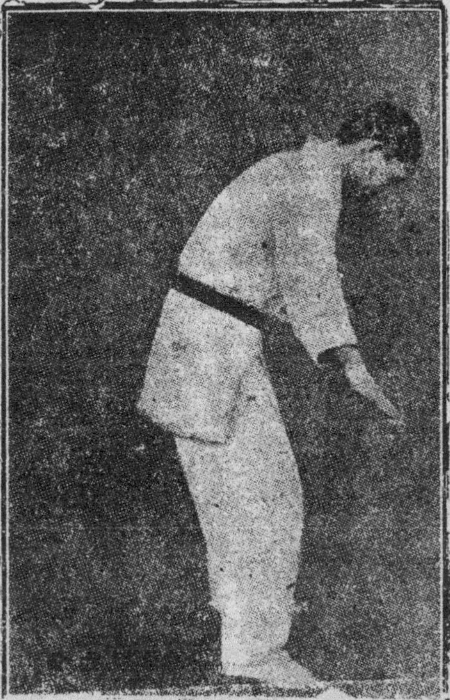

姿勢的時候，須要兩手用力，手臂不可彎曲，從肩胛起，直到指尖，須要完全伸直，手掌向下，手指尖在身體的兩邊，距離一尺的地位。把手的打法練完之後，再練倒下的姿勢，兩足向前投出，背心和頭，仍舊和前邊所記的姿勢相同；頭部用力，向後方倒下；

又在相同的時候，兩手向後打去，撲着地面（參觀第八圖。）把這種方法練完之後，再練從直立的狀態向後倒下之法；其法如下：直立着，使兩膝稍微彎曲，一面兩手向後打，一面把身體向後方倒下（參觀第九圖。）

二、向右（左）後方倒法

依着前邊所記向後倒下的姿勢，兩足向前拔出，身體向右（左）後

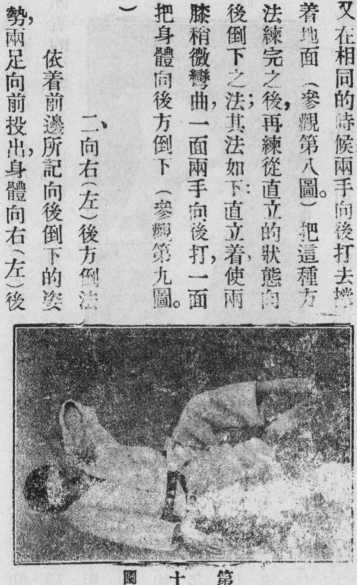

第十圖

方倒下；這時，須要使體重傾向後方而倒下，只用右或左單手向後打。背心和頭的姿勢，也和前項相同（參觀第十圖。）練完向右後方倒法之後，再練從直立的姿勢，倒向右（左）後方之法；其法如下：先做出直立的姿勢，然後一面使左（右）膝十分彎曲，一面把右足向前投出，輕輕的降下右（左）臀部，右（左）手打向右（左）後方而倒下。把此等姿勢，分別練熟之後，便可從直立的姿勢，向右（左）後方一直倒下。

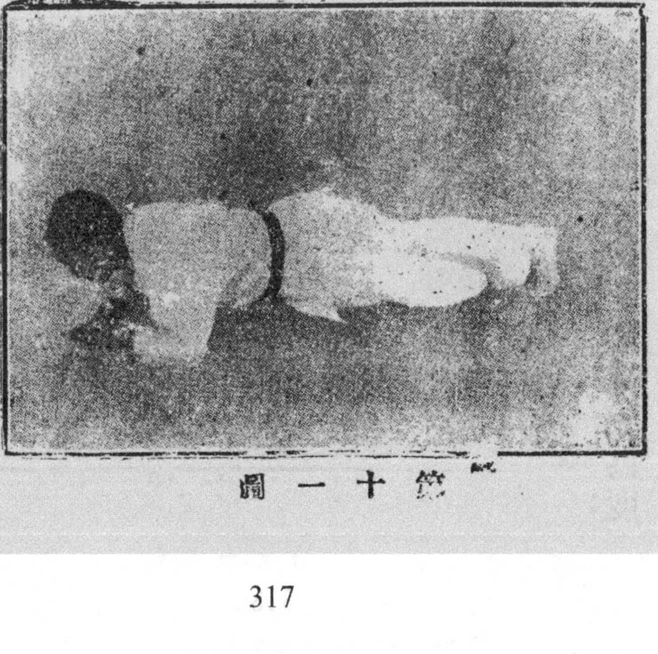

第十一圖

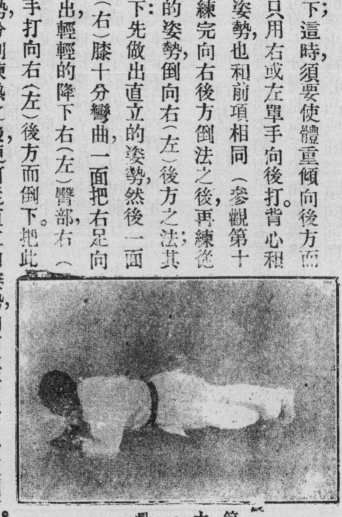

三、向前倒法

從直立的姿勢，向前方倒下之法如下：兩臂彎曲，稍微橫着張開，兩掌展開，放在面前，成八字形，肩部用力，向前方倒下。這時，頭要仰向後方，兩臂要用足氣力（參觀第十一圖）。

四、前方迴轉倒法

先做出直立的姿勢，兩足橫着展開，身體向前十分彎曲，兩手尖向着裏邊，兩足向前突出，背心凸成圓形，頭向前屈，入於兩臂之中，以看見胸部為度；

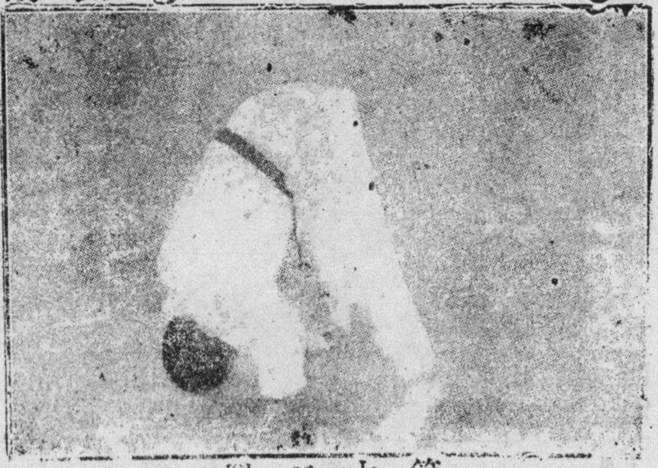

第十二圖

使身體的重心，傾向前方，兩足輕輕的踢動，向前迴轉，兩手打，向前方，身體倒下。先把此等姿勢分別依次練習，練熟之後，便可從直立的姿勢一直倒下。第十二圖是將向前方迴轉的姿勢。

五、第一種右（左）前方迴轉倒法

先做出直立的姿勢，兩足稍微橫着張開，右（左）足向前踏出一步，身體向前彎曲，左（右）手放在右（左）足的左（右）前方，手尖向內突出；右

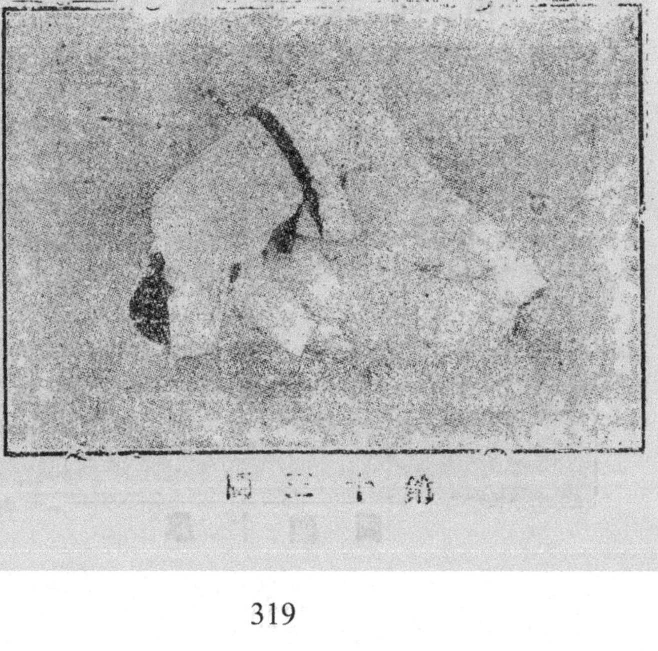

第十三圖

肩和頭，全要進入左（右）手和右（左）足之間；突出右（左）肩向右（左）前方迴轉；左（右）手打向前方，身體倒下。這時，兩足的位置，須要照着第十四圖，右（左）膝彎曲立着，左（右）足彎曲，疊着外膝部，足踵放在右股下部。第十三圖是將要迴轉到右前方的姿勢，第十四圖是已經迴轉到右前方而倒下的姿勢，第十五圖是突出右手，將要迴轉到右前方的姿勢。

六、第二種右（左）前方迴轉倒法

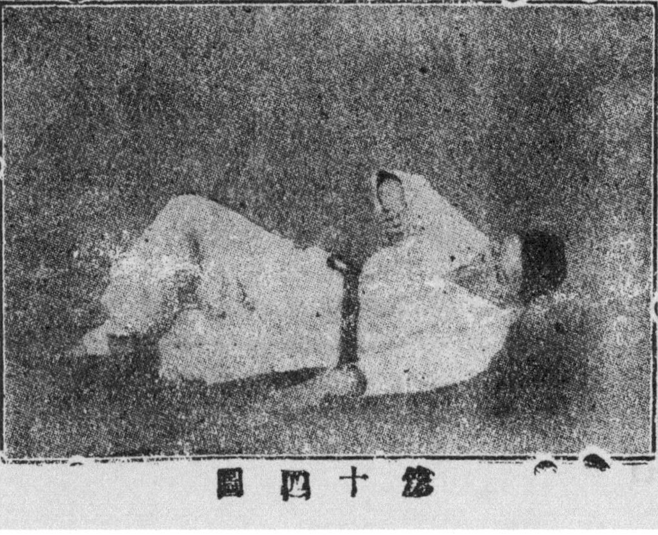

第十四圖

先做出直立的姿勢，兩足稍微橫着張開，右（左）足向前踏出一步，身體屈向前方；其次，右手尖向內，右足向前方突出；在右臂突出的時候，左足踢出，向右前方迴轉，左手打向前方，身體倒下。這時，足的動作，也和前項所記的相同。先分別依次練習，待到練熟之後，便可從直立的姿勢，一直倒下。

七 後方迴轉倒法

先做出直立的姿勢，然後使兩膝十分彎曲，臀部輕輕的降落，背心

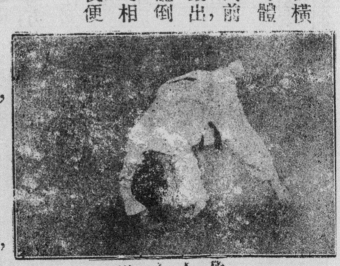

第十五圖

凸成圓形，仰臥着，兩掌放在頭部的兩邊，指尖突向肩胛頭部用力，屈向前方，兩足向頭部跳起，兩手用力撐地，從倒立的姿勢，向後方迴轉。這時，兩足須要依着反動之力，挺向後方。第十六圖是將要向後方迴轉的姿勢。

八、關於倒法之一般的注意

倒法也可說是一種防禦法，須要把它練得十分純熟。倘若不先練熟倒

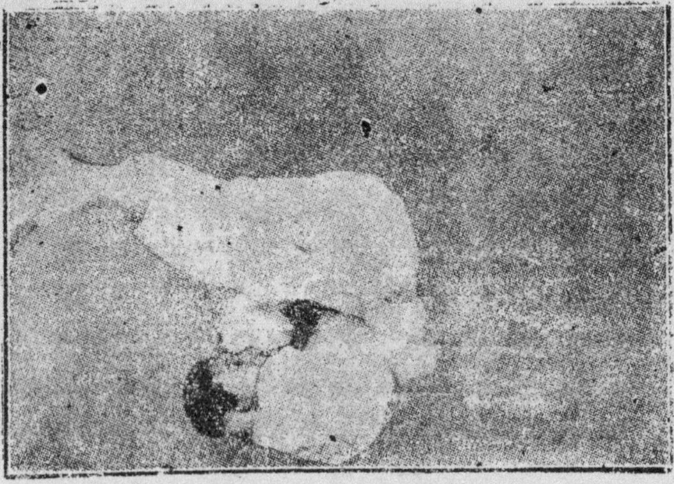

第十六圖

法，便和別人對打；那末，在跌倒的時候，便要感覺非常疼痛，以致不能再打。初練倒法的人，往往感覺手臂疼痛，這是因爲手臂沒有十分伸直的緣故；所以練習倒法的人，須要從肩胛到手指尖，完全伸直，不可稍有彎曲。又在把手打出的時候，切不可使兩手離身體太近；倘若手離身體太近；那末，倒下之後，手在體下，難免有受着挫折之處。兩手離身體太遠，也要感覺疼痛；所以在兩手將要打出的時候，以距離身體一尺許爲最合宜。兩手打出的時候，腰部須要稍向後彎。身體切不可伸直，須要全身用力，背成圓形，頭部用力屈向前方；倒下之後，不可使頭部觸着地面。

▲投術之說明

投術是使敵人投出因而跌倒的技術；使用這種投術的時候，須要手，足，腰，全身一齊活動；足部活動較多的技術，名爲足術；手部活動較多的技術，名爲手術；腰部活動較多的技術，名爲腰術。一面使自身橫倒，一面使敵人橫着投去，名爲橫捨身術；一面自身向後倒下，一面使敵人投向後方，名爲眞捨身術。在投術中間，可分上邊所記的五術；這五術中間，又可分出許多技術；現在列舉於後，以供研究。

一、足術

1. 送足掃術

兩人互用右手抓着左橫襟，左手抓着右前橫襟，做出自然本體準備姿勢；敵人因爲要向右橫方傾倒，所以運動左足，使身體的重心，移到敵人的左橫方。在敵人把左足運到左橫方的時候，我也把右足向我的右方進行一步；其次，敵人的右足隨着左足運動的時候，我把我的左足，

第十七圖

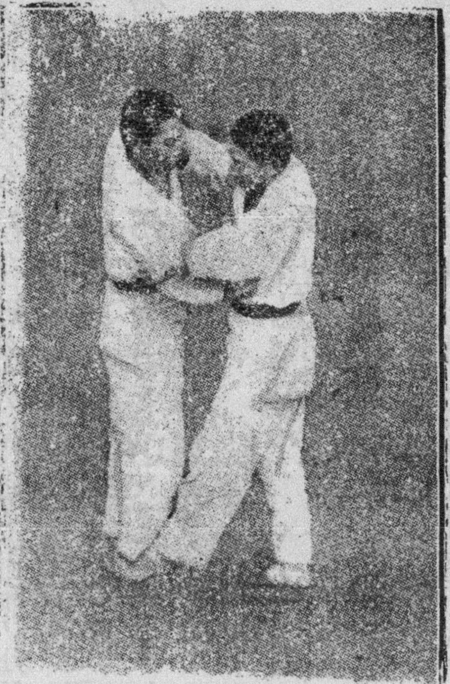

放在敵人右足外踝之下，橫着掃去；又在相同的時候，我把左手向下拉，右手向上吊，敵人的身體，便橫着倒下了。「要訣」……吊起敵人的時候，不可接近敵人的身體，上身不可屈曲，腰要伸直，成直立的姿勢；左足伸出如棒，足尖用力，把敵人的左足，掃

向他的右足。「解法」……被敵人吊起的時候，我當把被掃的足提起，使敵人掃不着。又法，在被敵人吊起之前，舉足後退，也好。「連續施術法」……施行此術之後，可以接連繼續着施術如下：一用大內拐術，二用足掃轉術，三用大外拐術，四用支吊入足術。第十七圖是左邊送足掃術的姿勢。

2. 出足掃術

兩人先做出自然體準備姿勢，我把左足退後一步的時候，敵人因爲要不失身體的重心，以致傾倒，所以右足前進一步。其次，我把右足退後一步的時候，敵人也把左足前進一步。這時，我把左足放在敵人的左足前邊，待到敵人前進，正好掃着敵人左足的外踝，用力把它掃到敵人的右前方；我再用手把敵人的身體拉下的時候，敵人便橫着倒在我的前邊。又法，兩人做出自然體準備姿勢，各自進步的時候，我把我的足，迴轉到敵人踏出之足的側邊，用力掃去，也好。第十八圖是出足掃術的姿勢。「要訣」……用足掃敵的動作，和左手拉敵的動作，須要一致進行。掃敵之足，須要足尖用力；不可橫掃，須要向我的左足前方斜掃。「解法」……和送足掃術的解法相同。

第十八圖

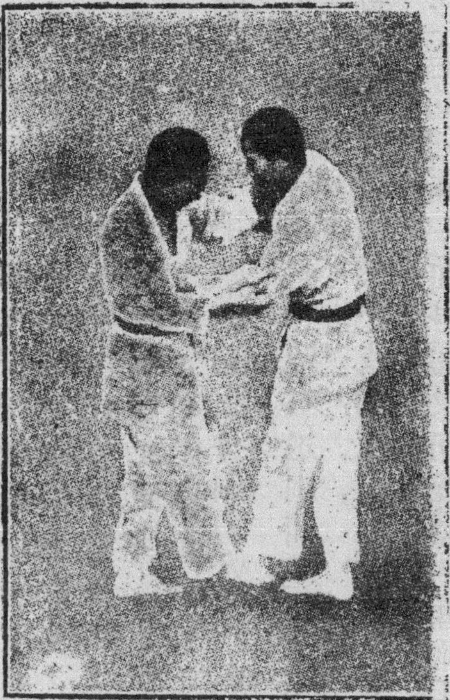

「繼續施術法」……施行此術之後，可以接連繼續着施術如下：一用支吊入足術，二用掃腰術，三用蹠膝術。

3. 支吊入足術

兩人做出右自然體準備姿勢的時候，我可使敵人傾向他的左前方；這時，我一面把敵人的上身用力牽引（即吊入）一面退向左後方。敵人在這個時候，必然要右足用前進，以免傾倒；我把右足前進一步，踏在敵人的左足前，又把我的左足支撐在敵人的右足踝上部距離二寸許之處的前面；一面身體反向左轉，一面兩手用力吊着敵人的上身，使他迴轉；這時敵人必然越過我的左足上方，向我的左方倒下。又法，在兩人各自行動的時候，我把伸到敵人後方的足，支撐在敵人前進之足的上面，兩手拉着敵人的上身，使他投出倒下，也好。「要訣」……支撐的足，切不可屈曲把敵人用力拉到我的肩胛近邊，身體反轉，然後可以使敵人投出。拉着敵人，使他投向我的左方的時候，須要把我的右足，向前踏進一步，藉以支撐自己的身體。「解法」……我的足若被敵人踏着，須要使該足的腿彎曲，用力拔到外邊，藉以避免支撐。又在這個時候，也要上身用力反抗，以免被敵人拉倒。「連

第十九圖

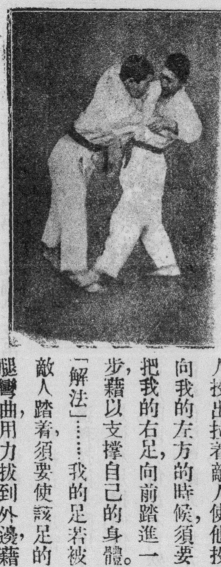

連施術法」……施行此術之後，可以接連繼續着施術如下：一用橫掛術，二用把投術，三用捲入術。第十九圖是支吊入足術的姿勢。

第二十圖

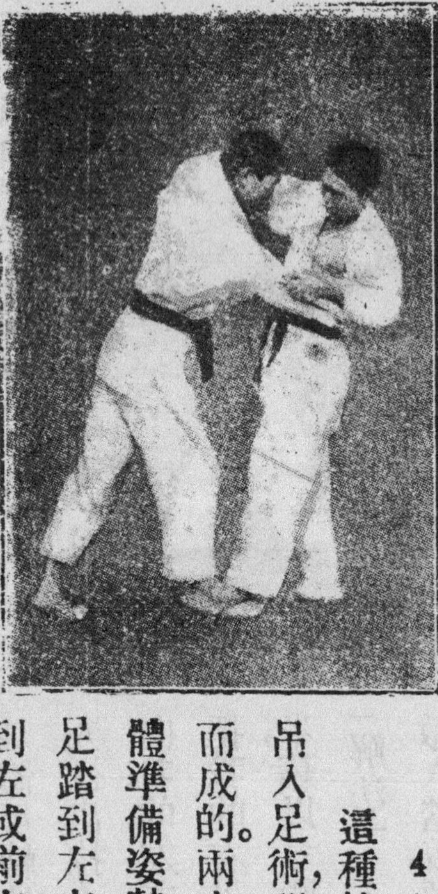

4. 掃吊入足術

這種技術，是應用支吊入足術，和足掃術併合而成的。兩人做出右自然體準備姿勢，敵人先把左足踏到左方，次把右足進到左或前方的時候，我把右足前進一步，踏到敵人的左足外前方；又在相同的時候，我一面使身反向左轉，一面拉着敵人的上身，却似畫圓形一般，使它轉到我的肩胛近邊；把左足的裏面，掃着敵人的右足踝上二寸許的前外部，更用和支吊入足術相同的動作，敵人便向我的左前方倒下了。「要訣」……用足支撑的時候，所用的氣力須要和用足掃一般；其餘動作的要訣，和支吊入足術相同。「解法」……和支吊入足術相同。「連續施術法」……施行此術之後，可以接連繼續着施術如下：一用支吊入足術，二用橫掛術，三用把投術。第二十圖是掃吊入足術的姿勢。

5. 小內拐術

兩人做出右自然體準備姿勢，各自行動；敵人把右足向前踏出，在該足裏面將要着地的一轉眼時間，我向前突進，想把我的體重，放在敵人的右足上；在相同的時候，把我的右足裏面和踵，從裏邊鈎着敵人的右足後踝，拐向右橫前方；又在相同的時候，我用左手抓着敵人的右外袖向下拉扯；用右手抓着敵人的下襟，推他的身體；這時，敵人便向我的前方倒下。

第廿一圖

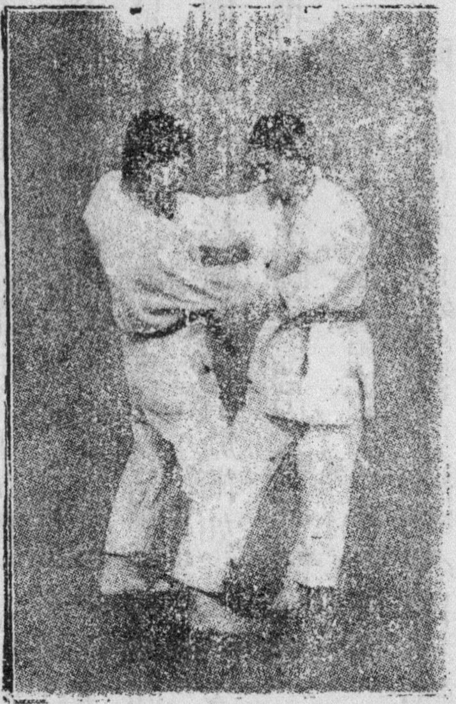

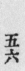

第二十一圖是小內拐術的姿勢。「要訣」……敵人的右足，向前踏出，將要着地的一轉眼時間，我把左足退後一步，右足拐敵人的右足；又在相同的時候，須要向前突進，

把我的體重放在敵人的右足上面，然後推下。用我的右足，拐敵人右足的時候，須要從敵人的右橫面起，向前像畫圓形一般，用力拐敵人的足；用我的左手，把敵人拉到右下方也好。「解法」……敵人用這種技術的時候，我應當把上身向前屈曲，兩足退後，兩手拉着敵人的身體，便不致投出倒下。又法，我把被拐的足，用力提起也好。又法，把我的身體向前突進，用被拐的足向反對的方向，拐敵人的足，使敵人倒下，便可轉敗爲勝。「連續施術法」……施行此術之後，可以接連繼續着施術如下：一用大內拐術，二用背負投術，三用把投術。

6. 大內拐術

兩人做出右自然體準備姿勢，各自行動，敵人把左足向前或左前方踏出的時候，我屈右足膝，頂入敵人兩足之間，一面把身體突入，一面把敵人的足，頂開到左方，向前拐去；用我的右手，把敵人的上身用力拉下；又用左手，把敵人向上推；這時，敵人便向我的右橫方倒下。第二十二圖是大內拐術的姿勢。「要訣」……

第廿二圖

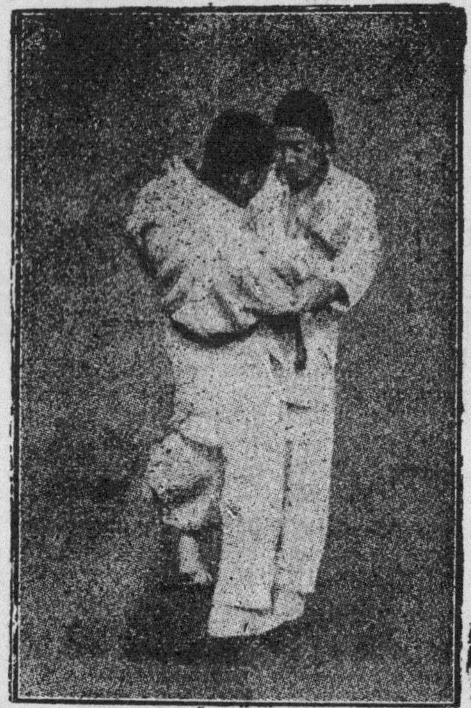

此術的要訣，大概和小內拐術相同；但是拐敵人的足，須要橫着向前方畫成圓形；又當用手拉敵人的身體到該方向。「解法」……和小內拐術

大概相同。足被拐着的時候，身體須要向反對的方向迴轉突入。又法，反對着向敵人用大內拐術也好。「連續施術法」……施行此術之後，可以

第廿三圖

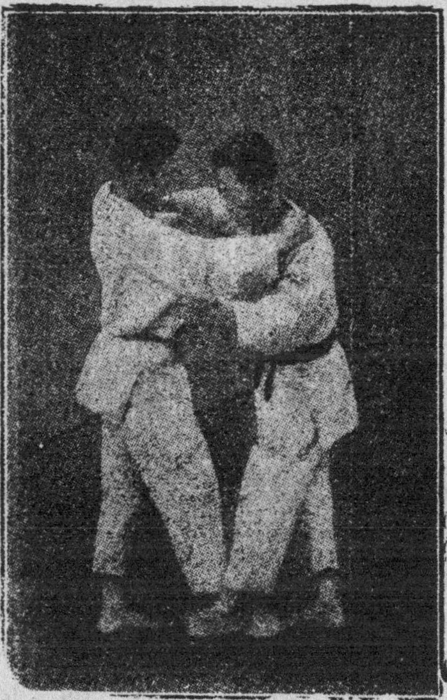

接連繼續着施術如下：一用把投術，二用內股術，三用横掛術。

7. 小外拐術

小外拐術，大概和足掃術相似；但是出足掃術，是用自己的足掃敵人踏出之足的裏面；至于小外拐術，却是用自己的足拐敵人踏出的足，把自

己的體重，放在敵人之足的上面，用力拐去，使他倒下。在兩人做出右自然體準備姿勢，敵人的右足向前進行的時候，我把體重放在敵人的右足上，用我的左足踵，拐敵人右足的後外踝，把它拐到我的右足前方；在相同的時候，我用右手推敵人，左手把他向下拉，便可使敵人倒下了。「要訣」……先把自己的體重，放在敵人的右足上，然後用足拐他拉下敵人身體之手的動作，須要和拐敵人之足的動作，一致進行。「解法」……和足掃術相同。「連續施術法」……施行此術之後，可以接連繼續着施術如下：一用大外拐術，二用背負投術，三用跳腰術。第二十三圖是小外拐術的姿勢。

8. 大外拐術

兩人互用左手抓着對方的右横襟，右手抓着左外袖，做成左自然體準備姿勢，我可以使敵人傾倒在他的右前方；我用兩手牽引敵人，敵

第廿四圖

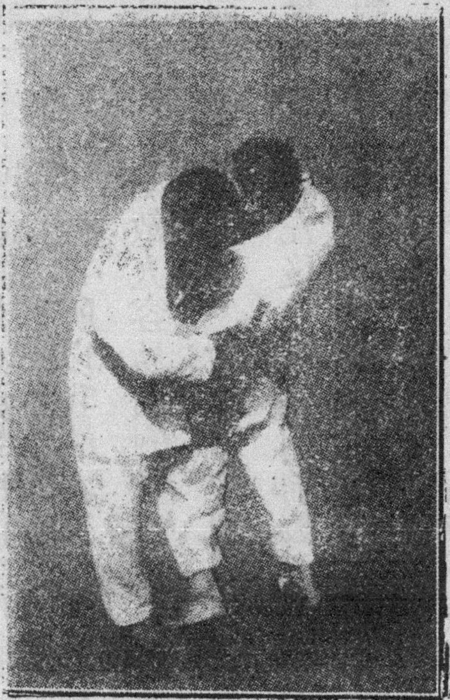

人因爲欲免傾倒，所以退向左後方；這時，我也把敵人推向左後方；又在相同的時候，我把右足踏進敵人的左足外邊，把我的體重放在敵人的右足上面；一面使敵人傾向後方，一面我把左膝稍微彎曲，放在敵人的後股下方；用力拐去，兩手吊着敵人

的身體，往下牽拉，便可使敵人傾倒。拐的方向，須要向着我的左後方。「要訣」……用這種技術，須要用足氣力使敵人向左後方傾倒。因爲欲使敵人傾向左後方，所以我的右足橫着進行一步，踏到敵人的左足前面，身體突進，使敵人容易傾倒。又在牽拉敵人上身的時候，須要彎着腰，向前突進。「解法」……敵人將要用大外拐術，把足踏進來的時候，我把右足退到我的左後方，上身向前彎曲，腰向後彎，兩手張開，敵人必然向反對的方向倒下。第二十四圖是大外拐術的姿勢。「連續施術法」……施行此術之後，可以接連繼續着施術如下：一用背負投術，二用大外轉術，三用捲入術。

9. 大外轉術

兩人互用左手抓着對方的右襟右手抓着左外衣袖；做出自然本體或是左自然體準備姿勢，敵人把右足踏到他的右方，左足也隨着行

第廿五圖

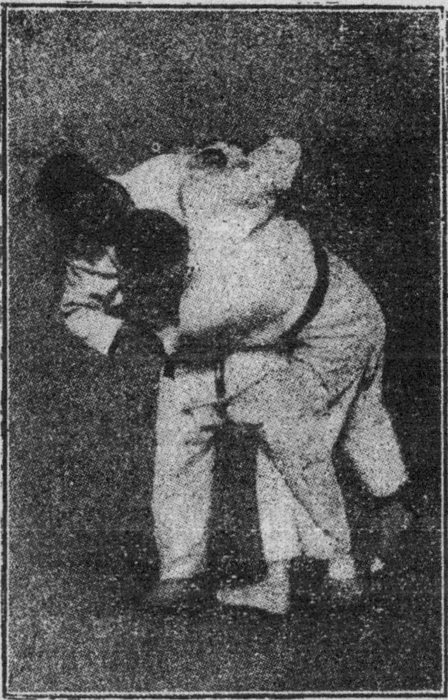

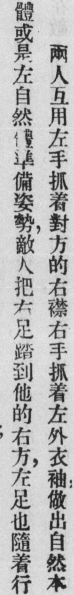

到右方；在敵人的左足移到右足近邊的時候，我用兩手把敵人的上身拉到左前方，左足的膝下側面，觸着敵人進到右邊的左足膝外面，用力掃去，一面上身向左迴轉，一面右手把敵的上身拉到右下方，左手向上推敵人的身體；這時，敵人必然以我

的左足爲軸旋轉而倒。又法，把敵人的上身拉到左前方，使他的體重移到左足上面旋轉倒下，也好。「要訣」……把敵人拉到左前方，使他的體重移到左足上面的時候，須要用足氣力，使我的上身向右迴轉。「解法」……和大外拐術相同。「連續施術法」……施行此術之後，可以接連繼續着施術如下：一用捲入術，二用背負投術，三用大外拐術。第二十五圖是大外轉術的姿勢。

10 轉膝術

轉膝術大概和支吊入術相似；但是，足的支點却不相同。兩人做出自然體準備姿勢，敵人左足退後的時候，我把左足向左方進行一步，踏在敵人的左足前面；在相同的時候，把敵人拉到敵人的左前方，把他的兩手拉到我的肩胛近邊，伸出我的右足，把該足心頂在敵人將要前進的左足膝上；我一面使上身反向右轉，一面用右手拉敵人的左手，向着

第廿六圖

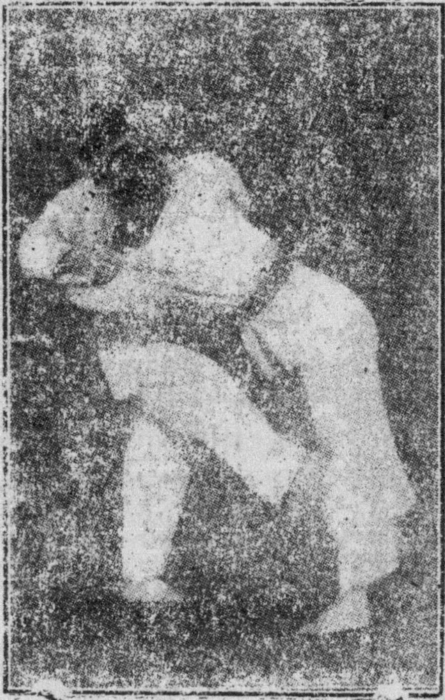

我的肩胛，轉成圓形；更用力使上身向右轉的時候，敵人的身體，必然以我的右腿爲軸，迴轉着倒下。第二十六圖是轉膝術的姿勢。「注意」……施行這種技術的時候，頂着敵人之膝的腿，須要用力向前伸直。「要訣」……頂着敵膝的腿不可彎曲；用右

手拉敵人的上身，到我的肩胛近邊的時候，我的身體須要反向右轉。又在相同的時候，左足須要進行一步，踏到敵人的右足前方。「解法」……敵人把他的足，頂在我的膝上的時候，我應當把我的體重，移到反對的方向，用手把敵人的足推開，使它落空。「連續施術法」……施行此術之後，可以連續着施術如下：一用支吊入足術，二用橫掛術，三用吊入術。

11 轉足術

兩人做出自然本體準備姿勢，敵人右足前進的時候，我用左手拉敵人的上身，右足踏到敵人的右足之前，身體向右迴轉，左足放在敵人的左腿前面膝下，依着和掃腰術相同的動作，便可使敵人投出倒下。「要訣」……此術和掃腰術相似；但是，掃腰術須要深入腰部，此術却不必深入；只要使我的左足伸直，斜着上身，用該足阻止敵人左足前進，右手拉敵人的上身，使敵人的足向前後張開。項着敵人膝下的足，須要用力跳起，向敵人的後方項去。「解法」……被敵人用足項着的時候，須要用力提起左足，越過敵人左足之外；用自己的右邊腰部，推敵人的後邊腰部；左手突然離開上身反向後移，

第廿七圖

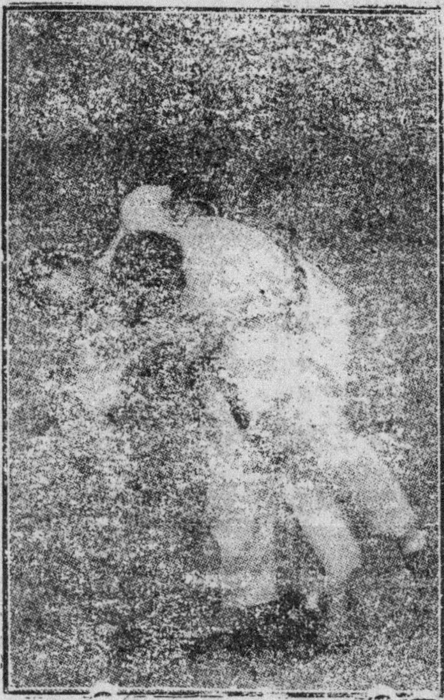

使身體的重心，落在右邊。「連續施術法」……施行此術之後，可以接連

繼續着施術如下：一用內股術，二用捲入術，三用袖吊入腰術。第二十七圖是轉足術的姿勢。

12 內股術

兩人做出自然本體準備姿勢，敵人左足前進的時候，我可以拉着敵人的上身，使敵人身體的重心，移到左足上面。這時，我把右足伸進敵人的兩腿中間，使外股接觸敵人的左內股，挺進腰部，依着跳腰術的方法，跳起腰和股，身體向左轉動，左手把敵人的上身拉到下方；這時，敵人必然在我的前方倒下。又在施行一切腰術的時候，也可用兩手拉敵人到我的肩胛近邊，使他傾倒；把我的左足，踏進敵人的左足前邊，使右足外股接觸敵人的左內股，挺進腰部，向上跳起，便可使敵人傾倒。「注意」

……我把右足外股，伸進敵人的左內股的時候，須要對着敵人的睪丸踢去。第二十八圖是內股術的姿勢。「要訣」……此術的動作，和跳腰術相仿；向上跳起，使敵人的體重，移到我的腰上；跳起的右足，須要抬着，不可放下；左手抓着敵人的右袖向下拉，便可使敵人傾倒了。「解法」……兩手突然張開，體向後退，使敵人不能深入；或是使身體的重心落到右邊，也好。又法，用我的兩足，

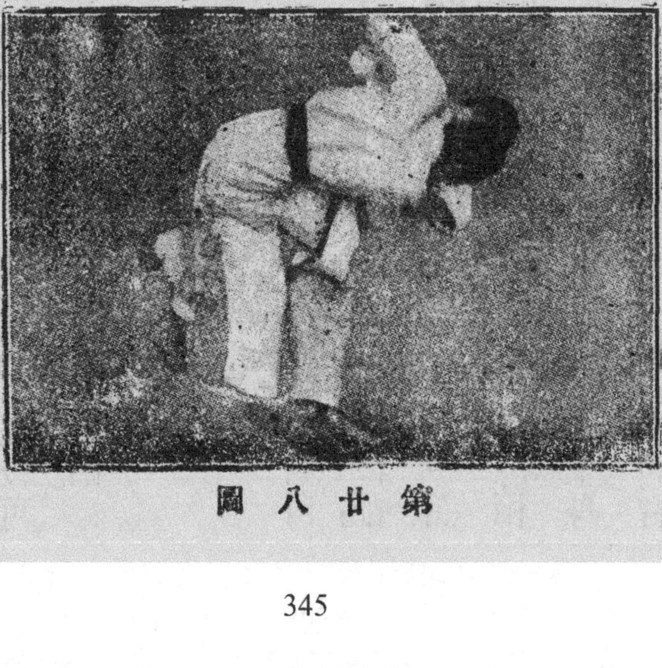

第廿八圖

把敵人伸進來的右足挾住也好。「連續施術法」……施行此術之後，可以接連繼續着施術如下：一用大腰術，二用大內拐術，三用小內拐術。

二、腰術

1. 浮腰術

兩人互用左手抓着對方的右外衣袖，右手抓着左橫襟，做出右自然體準備姿勢我用左手抓着敵人的右手，順着和肩胛平行之綫拉扯，右手向上推敵人的左橫襟；又在相同的時候，膝稍彎曲，使腰低下；一面身體向左迴轉，一面把左足放在敵人的左腿裏面，向着和敵人之足相同的方向踏進，右足踏到敵人的右腿裏面；其次，左手用力把敵人上身拉到我的肩胛近邊，使敵人的胸部，和我的右體側部，密切貼着我的右腰移到敵人的下腹部，把敵人的體重，放在我的右邊腰上；我的身體向左迴轉，左手用力，把敵人的上身拉到左下方；這時，敵人便在我的前邊

第廿九圖

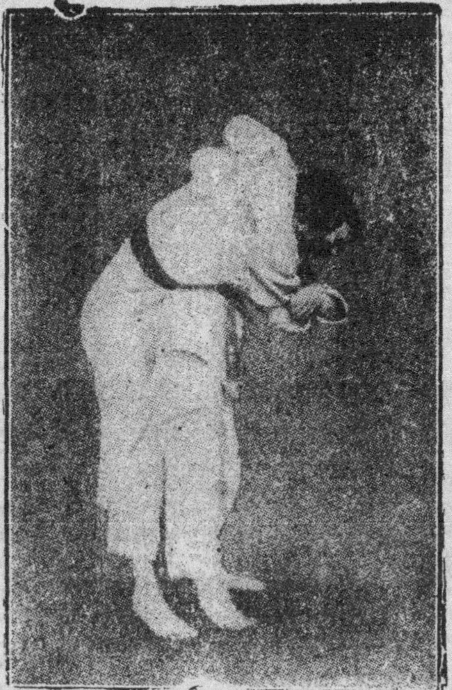

倒下了。第二十九圖是浮腰術的姿勢。「要訣」……在我的身體右邊，和敵人的胸部，密切貼着的時候，切不可使上身向前屈曲；須要向左彎曲，右腰突出，體向左轉，使敵人投出倒下。「解法」……我把足踏到敵人的右前方，轉到敵人的腰部之外；或是

在敵人踏進來的時候，我突然張開兩臂，足向後退，離開敵人；或是使腰低下，用左前腰頂敵人的後腰下邊，身體反向右轉，右手迅速把敵人拉到右後方，便可使敵人離開。「連續施術法」……施行此術之後，可以接連繼續着施術如下：一用大腰術，二用抱入腰術，三用吊入腰術。

2. 抱入腰術

此術和浮腰術大概相似；但是施行此術的時候，須要先用我的右手，把敵人的頭，從後方抱到腋下；然後再照着浮腰術的要訣使敵人投出倒下。第三十圖是抱入腰術的姿勢。「要訣」……大概和浮腰術相彷；但是，在不容易抱着敵人之頭的時候，我的右足須要進到敵人的右足外邊，腰部十分挺進；再用和大腰術相同的動作，便可使敵人投出倒下。

又在施行捨身術的時候，也能得着功效。但是，施行捨身術的時候，須要特別注意，以免我的身體落在敵人身上，受着傷害。「解法」……用一般的腰術解法，全可見效；但是，在敵人施行捨身術的時候，解法非常困難；所以在敵人來抱我的頭的時候，我須要把頭屈到前方，左手向上推開敵人的手臂，使自己的頭不被他抱

第三十圖

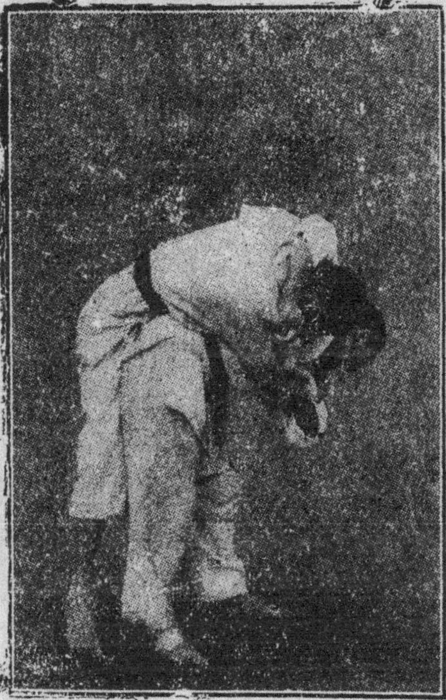

着。「連續施術法」……施行此術之後，可以接連繼續着施術如下：一用

抱首捨身術，二用拂入術，三用大內捫術。

第卅一圖

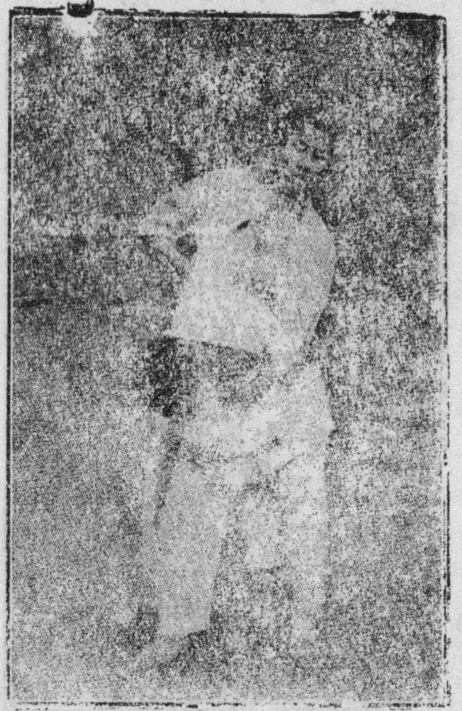

3. 吊入腰術

這種技術，和別種腰術不同之處，是不使敵人的上身，密切貼着我的身體側部，却使敵人反身倒下。在兩人做出左自然體準備姿勢的時候，我用左手抓着敵人有右橫襟，拉到敵人的後方，又用和浮腰術相同的動作，把我的右足踏到敵人的右足內側，左足踏到敵人的左腿裏邊，右足豎起，只有脚指着地，兩膝屈曲，使我的左腰部，接觸敵人的腰下前股，左手吊着敵人的上身，右手用力把敵人拉向前方；其次，把屈着的膝伸直，挺起腰來，身體右轉前屈；這時，敵人便要越過我的腰部，向前方倒下。第三十一圖是吊入腰術的姿勢。又有一種名爲袖吊入腰術的技術，用處頗多，很有功效。袖吊入腰術的動作，大概和吊入腰術相似；依着第三十二圖的姿勢，我一面用左手抓着敵人的

第卅二圖

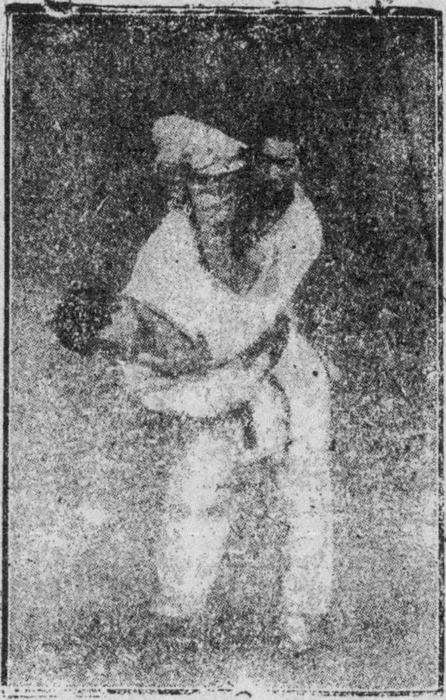

右邊衣袖，把該手拉到我的近邊，一面又把該手向上拉其衣，用袖吊入腰術相同的動作，便可使敵人投出倒下。「要訣」……把腰部挺進的時候，兩膝須十分屈曲低下，推頂敵人的前股；左手要用力把敵人的右手拉上來。施行袖吊入腰術，敵人用力扯開他的右手的時候，我須要先把該手拉到我的肩胛近邊，然後把它拉起來；倘若欲在遠處把該手拉起來，却是不容易成功的。「解法」……我使兩膝彎曲，腰部降落，又用右手推下敵人的左手，便不致被敵人吊起。「連續施術法」……施行此術之後便可接連繼續着施術如下：一用抱入腰術，二用大腰術，三用捲入術。

4. 吊腰術

兩人做出左自然體準備姿勢，我用左手，從敵人的右肩上，拉着後邊的帶，把敵人吊起來；一面身體轉進，一面右足踏入敵人的右足裏面，左足踏入左足裏面；右手用力，把敵人拉到我的右肩近邊；身體向右迴

第卅三圖

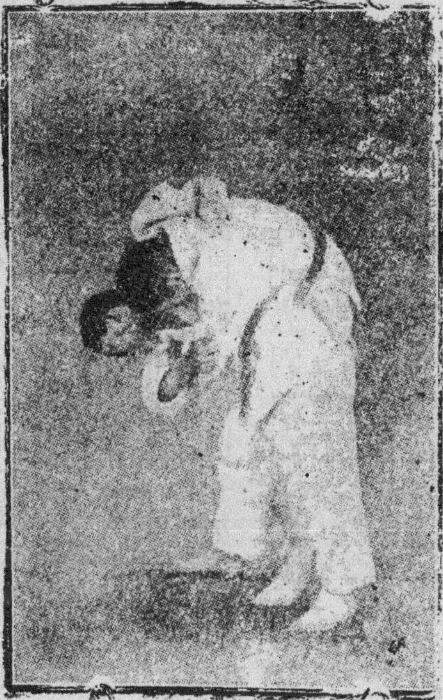

轉的時候，敵人便自然倒下了。第三十三圖是吊腰術的姿勢。「要訣」……敵人用右手，從我的左手下方，抓着左橫帶，把我牽拉的時候，我用左手，從敵人的右肩後邊，抓着敵人後邊的腰帶，也把敵人提起來，便可使敵人傾倒。這種技術的要訣，是在把

腰部挺進的時候，我用左手抓着敵人的後邊腰帶，把敵人用力提起來，使敵人的體重移在我的腰上。「解法」……在敵人把腰挺進來的時候，我把身體向右迴轉，把身體的重心，落在右足上面；用我的右前腰，推開敵人的左腰；我的右手，脫開敵人的左手，便解開了。又法；把右足踏進敵人的左腰前方，離開敵人的腰，也好。「連續施術法」……施行此術之後，可以施術如下：一用大內拐術二用支吊入足術，三用抱入腰術。

5. 轉腰術

兩人做出自然體準備姿勢，敵人走到我的前方的時候，我用左手抱着敵人的頸，一面身體向右迴轉；一面左足踏進敵人的左足外邊；我的腰部，進到敵人的左腰之左；依着大腰術的要訣，一面身體向右迴轉，一面使敵人以我的左體側面爲軸，旋轉一回，投出倒下。第三十四圖是轉腰術的姿勢。「要訣」……腰部須要格外深入，我的上身須要十分彎

第卅四圖

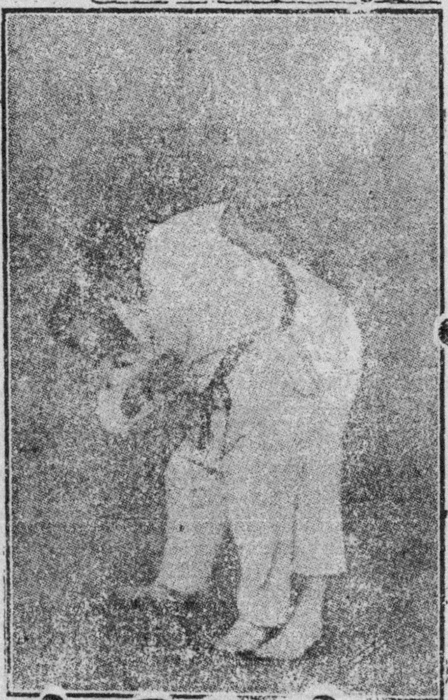

向右方；把我的左體側部作爲車輪的軸，把敵人的身體作爲車輪的邊；我把身體向右用力迴轉，敵人便投出倒下了。「解法」……我從後方，把敵人抱起來，施行後腰術，或是移腰術，全可解開。「連續施術法」……施行此術之後，可以施術如下：一用抱

首捨身術，二用大腰術，三用支吊入足術。

第卅五圖

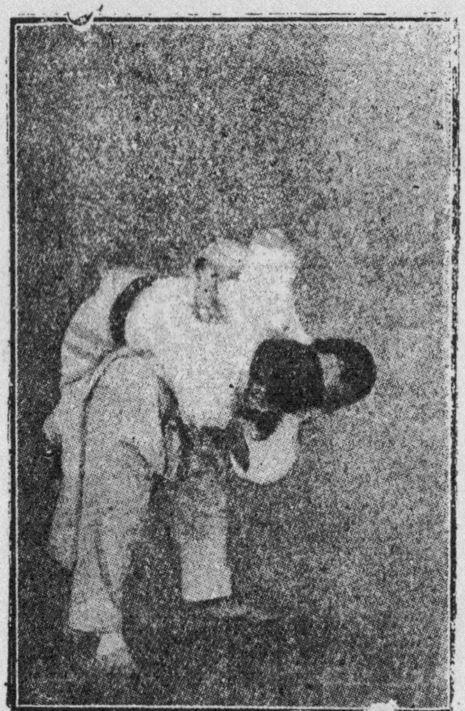

6. 大腰術

此術和浮腰術相彷，它的相異之處，是我把右足踏到敵人的右足外邊。其術如下：兩人互用右手，抓着敵人的左後方腰帶，左手抓着右外衣袖，做出右自護體準備姿勢的時候，我把左足踏進，右足踏到敵人的右足外邊；腰部深入，身體向左迴轉，敵人便可投出倒下。我用右手抓取敵人的後邊腰帶的時候，敵人必然要退後避開；我在敵人退後的時候，須要把我的右足，踏出到敵人的右足外邊，右手伸到敵人的左腕下，把敵人抱着，便容易使敵人傾倒。第三十五圖是大腰術的姿勢。「要訣」……把我的右足，伸到敵人的右足傍邊，鈎敵人的右腿；其餘的動作，和浮腰術相同。「解法」……不可使敵人的右足，把我的右腿鈎住；須要把我的右足，踏到敵人右足之前，使身體向前進行。其他的方法，和一般腰術的解法相同。「連續施術法」……施行此術之後，可以接連繼續着施術如下：一用抱入腰術，二用外捲入術，三用掃腰術。

7．掃腰術

兩人做出右自然體準備姿勢，敵人把右足踏到他的右邊前面的時候我把敵人的左手，用力拉到我的肩胛近邊；一面使敵人傾向右前方，一面把我的左足，踏進敵人的左足裏面；又在相同的時候，把身體向左迴轉，右足挺直，伸到敵人的右上股外邊，使敵人身體的重心，移到我的右腿之上；我把身體用力向左迴

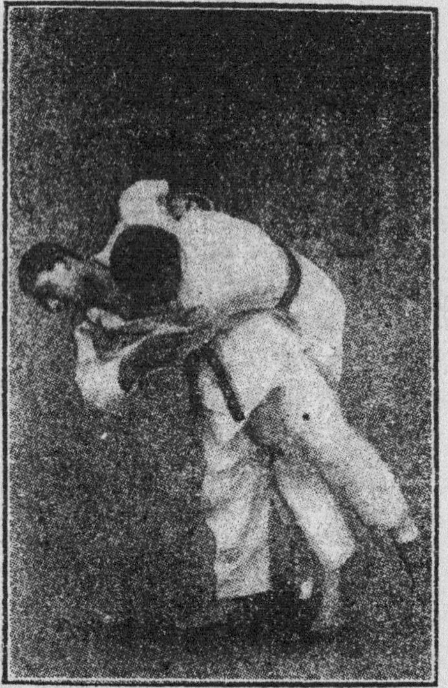

第卅六圖

轉的時候，敵人便越過我的右上股而倒。第三十六圖是掃腰術「要訣」……敵人進到左前方，避開我的左邊腰部的時候，我應當伸出左足，伸

到敵人的股上腰下，把他掃倒。又法，把敵人的上身，拉到他的左前方，使他傾倒，也好。總而言之，此種技術的要訣，是把敵人的體重，放在我的左邊腰股傍邊；兩手用力，把他拉倒；在這個時候，須要使敵人的胸腹部，和我的身體左側面，密切貼着。我的左足在掃敵人的左腰下邊的時候，須要用力挺直，不可彎曲。「解法」……我把體重移到右方，兩手突然張開，上身反轉，用右前腰推敵人的後腰，使身體向左迴轉，便可避開。又在這個時候，脫開左手，不使敵人拉着也可解開。「連續施術法」……施行此術之後，可以接連繼續着施術如下：一川捲入術二川內股術三川轉足術。

8. 跳腰術

第卅七圖

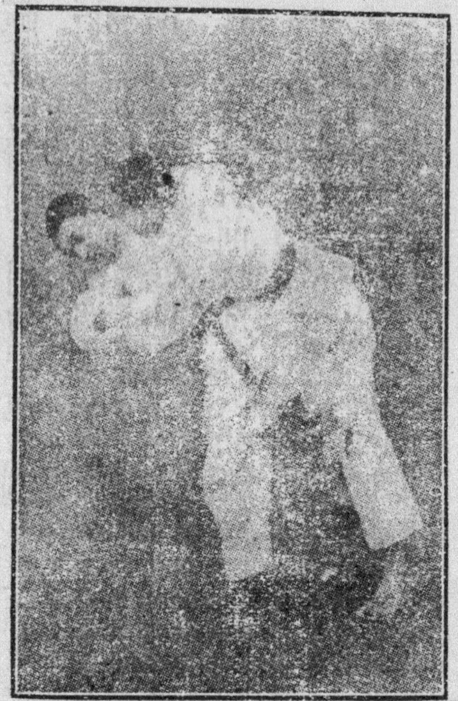

（甲）兩人互用左手抓着敵人的右外衣袖，右手抓着敵人的左前襟，做出自然體準備姿勢，或是右自然體準備姿勢的時候，我用兩手，把敵人的身體，拉向我的肩胛上方，敵人必然向前方傾倒。這時，須要一面左手用力，一面把腰部低下，把我的左足，踏到敵人的左足裏邊；又在相同的時候，身體向左迴轉，使敵人的下腹部，接觸我的後腰部，右膝屈曲，使它的外側部，接觸敵人的右腿前

股下部；我的腰部用力，跳向敵人的右足上方，敵人便騰空而倒。第三十七圖是甲種跳腰術的姿勢。

第卅八圖

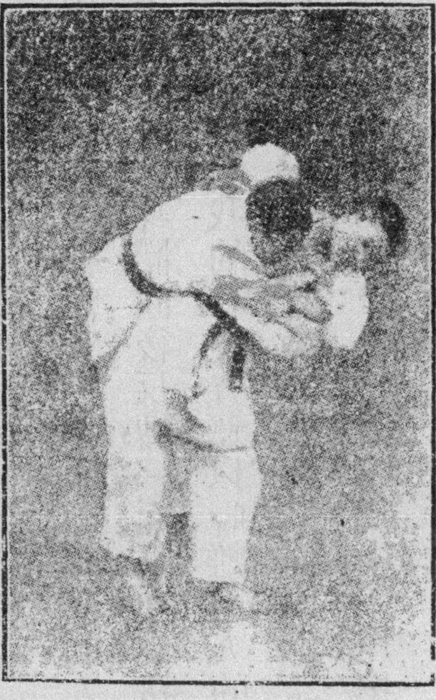

（乙）兩人做出右自然體準備姿勢的時候，敵人的身體，必然傾向前方；這時，我把左足踏進，身體向左迴轉，腰部挺入，右膝彎曲，足尖放在敵人的右足尖上方前部，使我的下股，貼着敵人的下股前面，向上跳起，使敵人投出倒下。第三十八圖是乙

種跳腰術的姿勢。「要訣」……練習此術，最當注意的是腰術，須要充分使用腰部。挺入腰部之後，須要用右膝跳起。「解法」……在跳腰術的解法中間，最適宜的方法，是降下腰部，用我的左前腰用力壓迫敵人的後腰下面；一面使身體向後反轉，一面又向右扭轉；並且在相同的時候，把我的右手，移到我的右後方，藉以脫離敵人的手。其次，我把左足從後方舉起，向右方掃去；這時，敵人必然仰面而倒。「連續施術法」……施行此術之後，可以施術如下：一用大內拐術，二用捲入術，三用內股術。

9. 移腰術

此術和後腰術相仿，在敵人使用腰術，衝突我的背面的時候，我就可以使用這種技術。在敵人施行腰術的時候，我降下腰部，使我的下腹，接觸敵人的臀部；右手從後抱着敵人的右下腹部，拉到我的右腰部；上身反轉向後，抱起敵人的身體，使它移到我的右腰部；我的身體向右扭轉，使敵人在我的前面倒下。第卅九圖是移腰術的姿勢。「要訣」……後腰從下抬上，把敵人抱起來；在抱起敵人的時候，自己的上身須要向後反轉，挺進腰部。所有降腰，抱起，挺腰，

第卅九圖

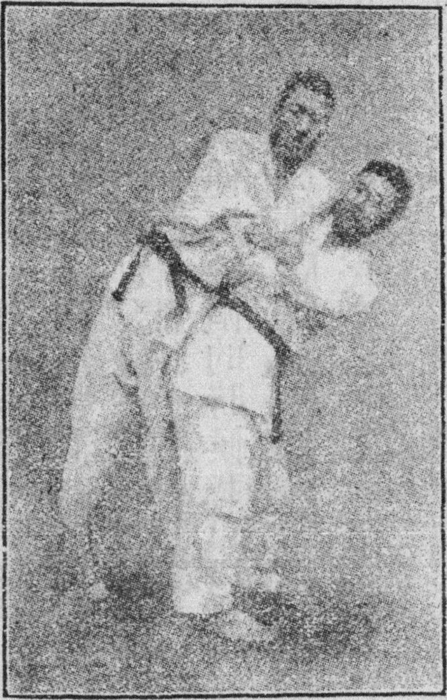

轉體等動作，須要迅速施行。「解法」……解脫這種技術的方法，也和後腰

術相仿；我用足捲着敵人的足，不可使它踏出到我的兩足前面。又法，依着外捲入術的方法，扭轉身體，也可解脫。「連續施術法」…施行此術之後，可以接連繼續着施術如下：一用裏投術，二用後腰術，三用足掃術。

10 後腰術

在敵人使用腰術的時候，我可以施行此術。敵人用抱入腰術，欲使我倒下；我可以把腰降下，使敵人的臀部，接觸我的下腹部，兩手把敵人的下腹部，從後抱起；又在相同的時候，我的上身向後反轉，抱起敵人；利用反動力，我的上身向後方降下，便可使敵人倒在我的面前。第四十圖是後腰術的姿勢。「要訣」……敵人把腰部挺進的時候，我屈兩膝，挺進我的下腹部，抱着敵人，上身向後反轉，兩足跳着，把敵人抱起；我又退後一步，使敵人落下。「解法」…被敵人抱着的時候，我用右足或是左足，向後拐去，從裏邊或是外邊，捲着敵人的足，便可解脫。「連續施術法」…施行此術之後，可以接連繼續着施術如下：一用移腰術，二用足掃術，三用裏投術。

第四十圖

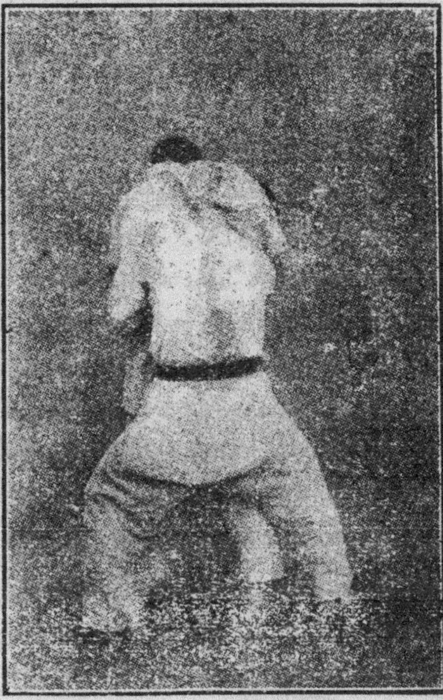

三、手術

1. 浮落術

兩人互用左手抓着對方的右襟襟，右手抓着左袖，做出自然本體或是左自然體準備姿勢；我在這個時候，可以使敵人傾倒在他的左前方；其術如下：我的右足向右後方退一步，兩手吊起敵人的手臂，使他傾倒；這時，敵人因爲要避免傾倒，所以向左前方行動。其次，我又可把敵人拉到左前方，使他傾倒。這時，敵人仍舊再向左前方行動，我向用力把敵人拉到右後方，敵人必然

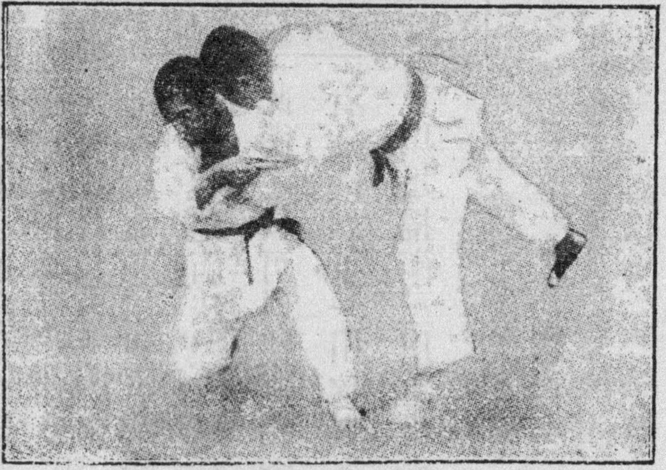

第四十一圖

向我的右足方面傾倒。我在這個時候，須要依着第四十一圖的姿勢，左足踏出到敵人的左足前方，右足退後，膝頭着地，跪在地上，身體扭轉，用手把敵人拉到右下方；敵人因爲不能保守身體的重心，必然在我的右前方，轉成圓形，仰面倒下。「要訣」……施行此術的時候，最重要的事情，是使敵人失去身體的重心。先把敵人拉到他的左前方，然後用力使他倒下；這兩種手段，須要迅速一氣完成。拉敵人的氣力，非但不可放鬆，並且後來的氣力須要更加强大。我的身體在向着橫面的時候，須要十分用力。「解法」……把我的左足，跳過敵人踏到前面的左足，不使它和我的足接觸，便可解脫。「連續施術法」……施行此術之後，可以接連繼續着施術如下：一用背負落術，二用小內拐術，三用轉肩術。

2．轉肩術

兩人做出自然體準備姿勢，敵人左足踏出的時候，我用右手抓着敵人的左袖，把敵人的左手拉到我的右肩近邊；一面使敵人向前傾倒，一面上身向前彎曲，鑽入敵人上身的下面左足踏進敵人的兩足之間，左手從裏面伸過去，抱着敵人的左股；這時，我的身體向着右方，左肩接觸敵人的左股，成十字形，擔在我的肩上；左手推起股部，右

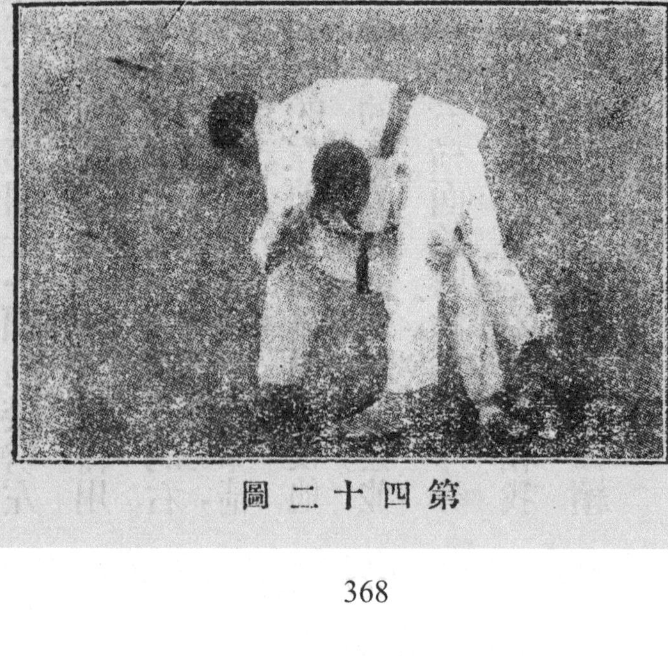

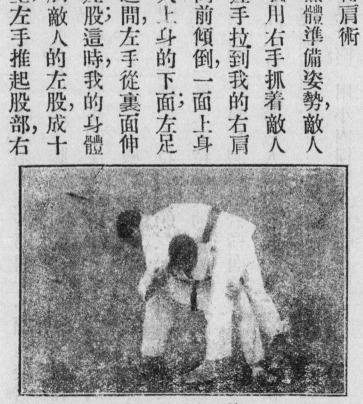

第四十二圖

手把敵人的左袖向下拉；使敵人的身體以我的肩胛爲軸，旋轉到我的右方，投出倒下。第四十二圖是轉肩術的姿勢「要訣」……我用右手抓着敵人的左外袖，用力牽拉，使敵人向前傾倒；我的身體向着右方，身體低下，左足踏進敵人的兩之足開使上身深入，担起敵人的上身；在担起的時候，須要把在後方的右足，踏到左足之處；照着這樣，便容易把敵人担起來了。「解法」……在敵人的肩鑽入的時候，我須要把他的肩推下去，以免被他鑽入。又法，在敵肩鑽入的時候，我突然張開兩臂，身體退後，一面使膝着地，一面把腰降下，不使敵肩深入，也好。「連續施術法」……施行此術之後，可以接連繼續着施術如下。一用背負投術，二用內捲入術，三用袖吊入術。

3. 落體術

兩人做出自然體準備姿勢，敵人左足行動的時候，或是敵人把右足退後一步，左足隨着行動的時候，我用兩手，把敵人的上身，拉到他的右前面，便可使敵人身體的重心，移

第四十三圖

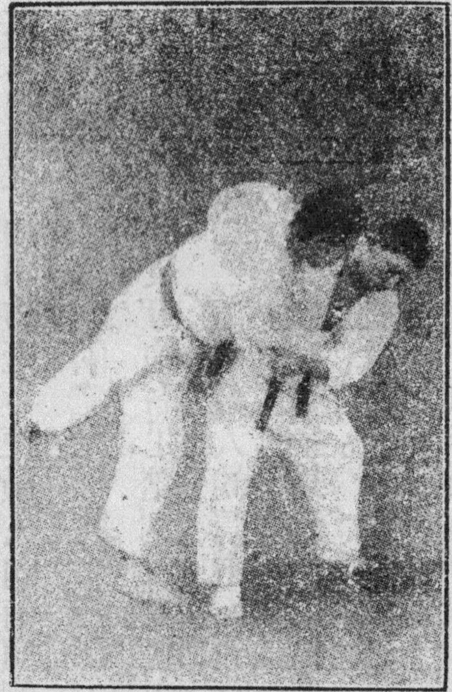

在右足上面，向右足方面傾倒。我在拉敵人的時候，須要伸出右足，踏到敵人的右足外側右方；以此爲支點，一面使我的身體向左扭轉，一面把

左手轉成圓形，向後牽拉；右手一面向上，一面向前推去；這時，敵人必然在我的右足上面迴轉着倒下。又法，先把敵人拉到左前方，敵人必然把身體移到右方；利用這種方法，也可使敵人倒下。「要訣」……此術是否可以成功，須要依着是否能使敵人傾倒而定。所以要兩手用足氣力，使敵人倒向他的右前方。我的右手把敵人推到他的右方，左手轉成圓弧狀，把敵人拉到左後方；右足踏到敵人的右足外邊，左足踏到敵人的左足前方，用力鑽入，便可成功。第四十三圖是落體術的姿勢。「解法」……敵人用落體術使我傾向右前方的時候，我抬起右足，越過敵人的右足，便可解脫。又法，右手用力向後牽引，藉以脫離敵手，也好。又法，我用大外轉術，便很容易解脫了。「連續施術法」……施行此術之後，可以接連繼

續着施術如下：一用背負投術，二用大外轉術，三用大外拐術，

4・背負投術

（甲）兩人互用右手抓着對方的左襟，左手抓着右外袖，做出自然體準備姿勢，敵人將要把左足進到我的右方的時候，我把敵人拉到我的右方，使他傾向左前方；一面把我的左足伸向敵人的左足裏邊；右足繼續着踏進敵人的右足外邊；我的身體向左迴轉，兩膝稍微彎曲，腰部低下，用後腰臀部推頂敵人的上前股；我的身體迴轉而進，左手把敵人的右腕拉到前方，右手臂彎曲着，拉敵人的左襟到敵人的右腋下，使敵人的胸部和我的背部密切貼着；我把上身稍微向左扭轉，十分向前彎曲；這時、敵人必然越過我的右肩，向前方倒下；又法，使敵人傾向他的右

前方，然後使他投出倒下，也好。第四十四圖是甲種背負投術的姿勢。

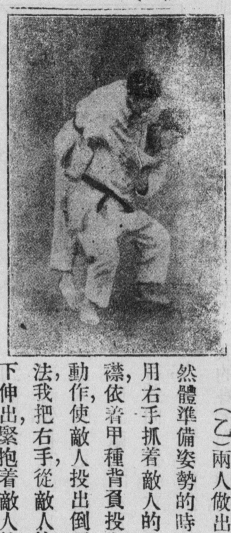

第四十四圖

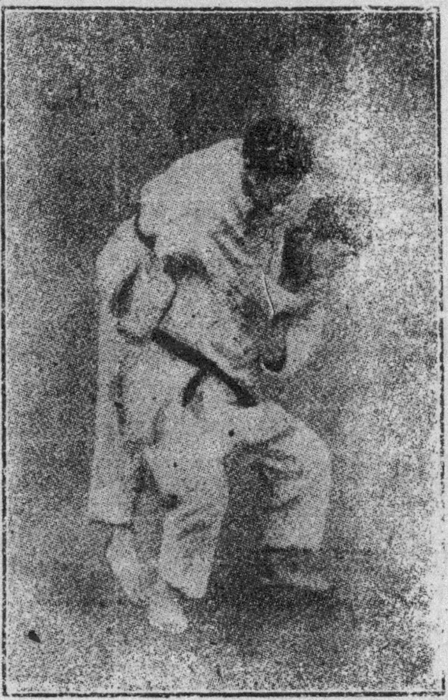

（乙）兩人做出右自然體準備姿勢的時候，我用右手抓着敵人的右橫襟，依着甲種背負投術的動作，使敵人投出倒下。又法，我把右手，從敵人的腋下伸出，緊抱着敵人的右腕；我的右肩鑽入敵人的右腋下，背負着敵人，使他投出倒下。第四十五圖是乙種背負投術的姿勢。

第四十五圖

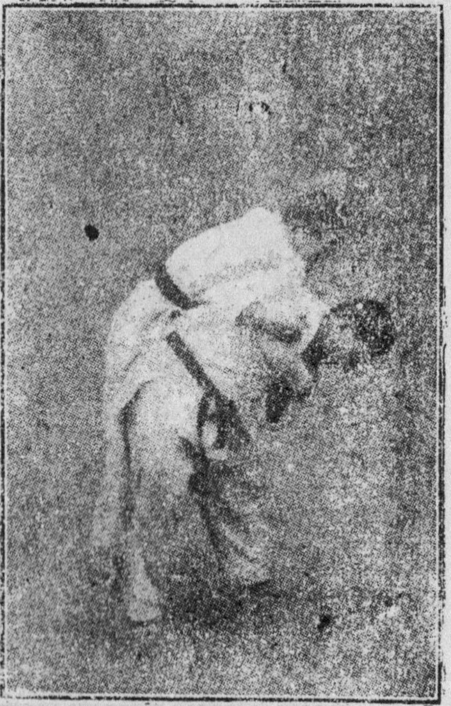

（丙）兩人做出右自然體準備姿勢，互用右手抓着對方的左襟，左手抓着右外袖，把敵人拉到他的右前方；又在相同的時候，把我的左足踏到敵人的左足裏面前邊，右足踏到敵人的右足外邊，身體向左扭轉，背負着敵人；左膝彎曲，膝頭着地，跪在地上，兩手把敵人的右手拉到前面下邊；我的身體向前彎曲，背負着敵人，使他投出倒下。用這種背負投術的時候，我的右手臂須要彎曲，伸

入敵人的右膝下。並且我的體重，要放在跪下的左足上面。第四十六圖

第四十六圖

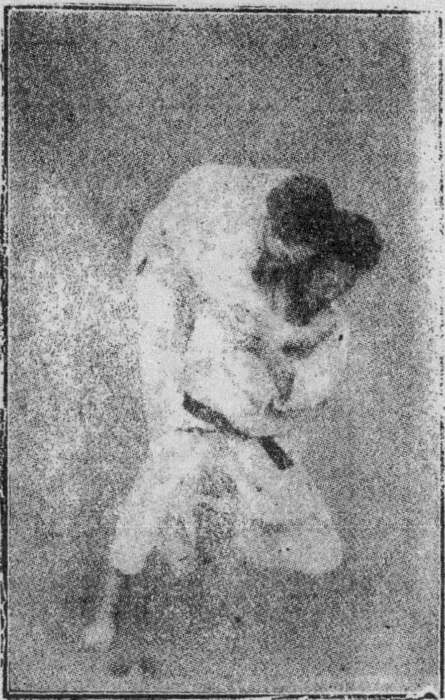

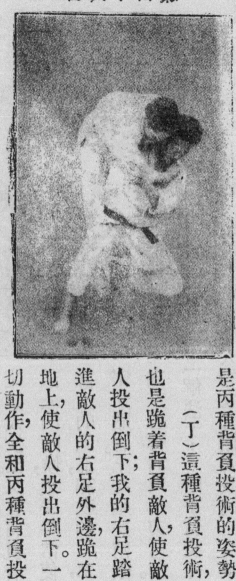

是丙種背負投術的姿勢。

（丁）這種背負投術，也是跪着背負敵人，使敵人投出倒下；我的右足踏進敵人的右足外邊，跪在地上，使敵人投出倒下。一切動作，全和丙種背負投術相仿；但是，此術的特異之處，是把敵人拉到我的右方，使他傾倒。第四十七圖是丁種背負投術「要訣」……用力拉着敵人的右袖，使他傾向

右前方；我的右臂，須要彎曲着伸入敵人的右腋下。若不把右臂伸入敵

第四十七圖

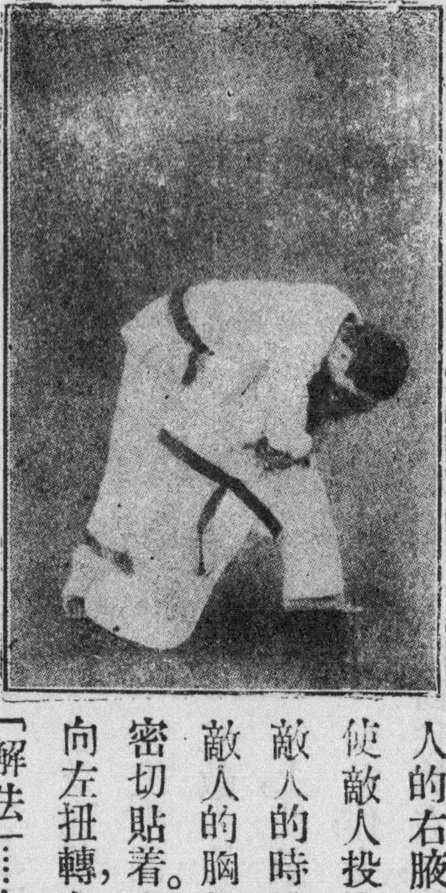

人的右腋下，便不能用力使敵人投出。又在背負着敵人的時候，須要時常使敵人的胸部，和我的背部，密切貼着。上身須要稍微向左扭轉，向前用力彎曲。

「解法」……兩手臂突然張開，身體向後退，不使敵人鑽入。又法，在敵人的背脊鑽入我的上身下面的時候，我把腰部降下，用左前腰推頂敵人的後腰下面，兩手臂突然

張開，上身反轉。又法，我用左足，從後方拐敵人的足，也好。「連續施術法」……施行此術之後，可以接連繼續着施術如下：一用捲入術，二用大外轉術，三用內股術。

5. 側面落體術

我用左手抓着敵人的左襟，右手抓着左外衣袖，做出左自然體準備姿勢；這時，我兩手用力，把敵人拉到他的左前方，使他傾倒；又在相同的時候，我的左足踏進敵人的左足外邊，阻止敵人左足前進，一面用左手幫助右手，把敵人的上身拉到我的右肩近邊；一面身體向右扭轉，向前彎下；這時，敵人必然越過我的左足，向我的前方倒下。第四十八圖是側面落體術的姿勢。「要訣」……最重要的事情，是要用足氣力，使敵人

傾倒。施行此術的時機，是敵人把左足進到右邊的時候，或是左足踏出

第四十八圖

的時候；我在這個時候，把敵人拉到左前方左足踏進；大概依着落體術的要訣，便可成功。「解法」……我提起左足避開敵人的左足；其餘的動作，也和落體術相同。「連續施術法」……施行此術之後，可以接連繼續着施術如下：一用背負投術，二用大外轉術，三用大外拐術。

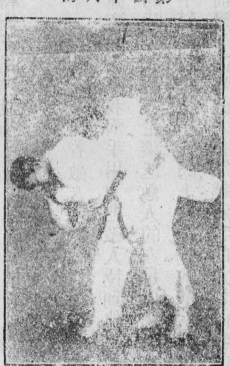

6. 落帶術

第四十九圖

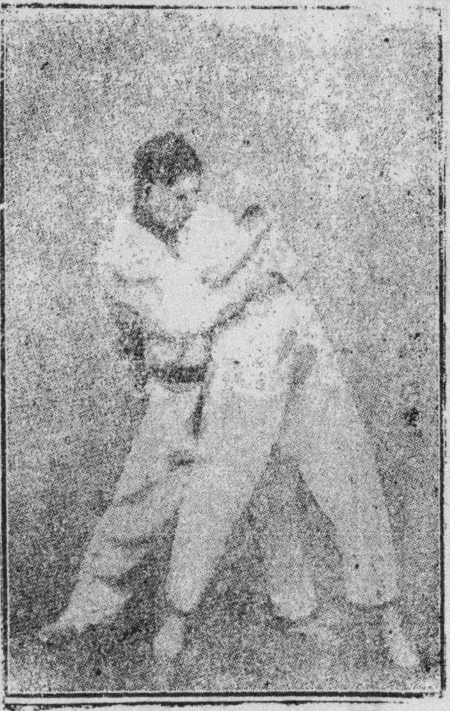

我把右手四指，從下邊伸入敵人的前邊腰帶裏，左手抓着敵的人右外衣袖，右手抓着敵人的腰帶，用力拉上來，使敵人接近我的身體。在敵人身體浮起來的時候，我向敵人的後方踏進，把敵人拖在我的左腋下，使我的左臂裏面接觸敵人的胸部；又用該臂，把敵人的上身，推到我的左後方；右手抓着敵人的腰帶，向

上拉扯，把敵人拉到我的左腰部；以我的左腰爲軸，身體向左扭轉，敵人必然向左後方落下。第四十九圖是落帶術的姿勢。「要訣」……在敵人將要進到右前方的時候，我用右手把他拉起來。又在鑽入敵人後方的時候，我把右手放在敵人的左腋下，推下敵人的上身；我的上身反轉，左腰部向前突出，身體向左扭轉，落到左後方。在這個時候，須要用右手把敵人拉上來。「解法」……腰部向後退，兩臂突然張開，不使敵人鑽入我的後方；又在敵人鑽入的時候，把我的身體進到左方，便可避開。「連續施術法」……施行此術之後，可以接連繼續着施術如下：一用足掃術。二用橫轉術，三用抱分術。

7. 外捲入術

第五十圖

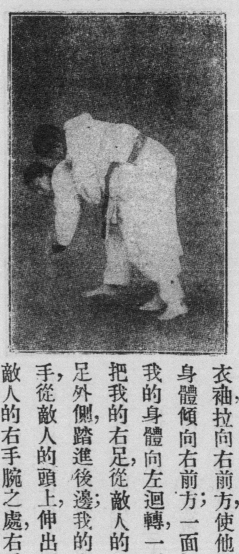

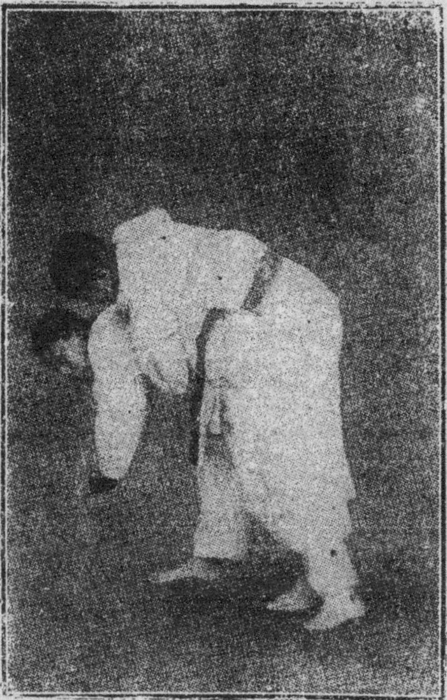

（甲）兩人做出自然體準備姿勢，我用左手抓着敵人的右邊外方衣袖，拉向右前方，使他的身體傾向右前方；一面把我的身體向左迴轉，一面把我的右足，從敵人的右足外側，踏進後邊；我的右手，從敵人的頭上，伸出到敵人的右手腕之處，右手指尖向着我的左方移動；用力把身體向左扭轉，使敵人的體重在我的右後腰上面；這時，敵人的身體必然越過我的後腰部，轉到我的右方，投

出倒下。在敵人使用腰術，鑽進來的時候，我用此術，確是很有功效。第五十圖是甲種外捲入術的姿勢。

第五十一圖

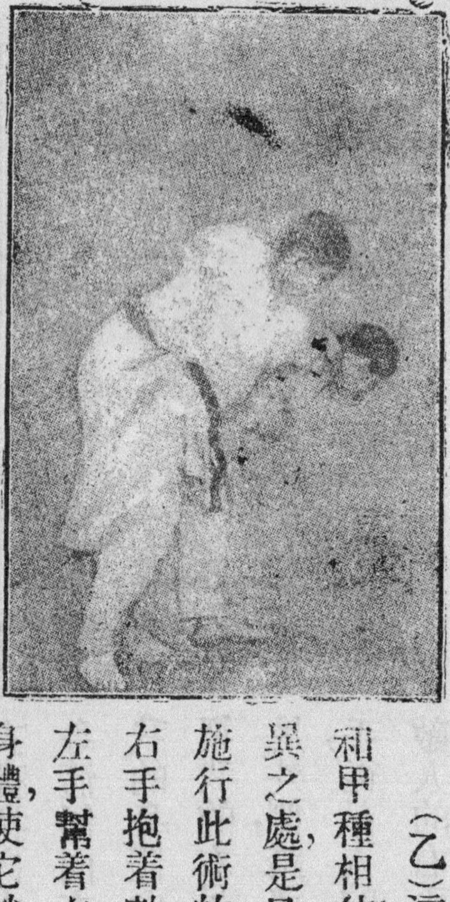

（乙）這種技術，大概和甲種相彷；但是它的特異之處，是只用右手活動。施行此術的時候，須要用右手抱着敵人的右手腕，左手幫着右手，拉敵人的身體，使它捲入。第五十一圖是乙種外捲入術的姿勢。「要訣」……我用左手用力抓着敵人的外衣袖不使它脫開，把敵人的體重，放在我的右腰上面；拉進敵人的上身；右足踏開，把我的體重移到前方，便可使敵人的上身捲入。「解法」……敵人施行此術，把我的右手臂抱住的時候，我應當用力掙脫右手；並且我的右足須要越過敵人的右足，踏出到右前方。「連續施術法」……施行此術之後，可以接連繼續着施術如下：一用捲入捨身術，二用掃腰術。

8. 內捲入術

內捲入術和外捲入術大概相仿；它的特異之處，是只用右手活動。我的左手抓着敵人的右邊外方衣袖，右手從下方抱着敵人的右手腕，把敵人的上身捲入使它投出倒下；其餘的動作，全和外捲入術相同。第五十二圖是內捲入術的姿勢。要訣及解法，全和外捲入術相同。「連續施術法」……施行此術之後，可以接連繼續着施術如下：一用背負投術，二用側面落體術，三用大外轉術。

第五十二圖

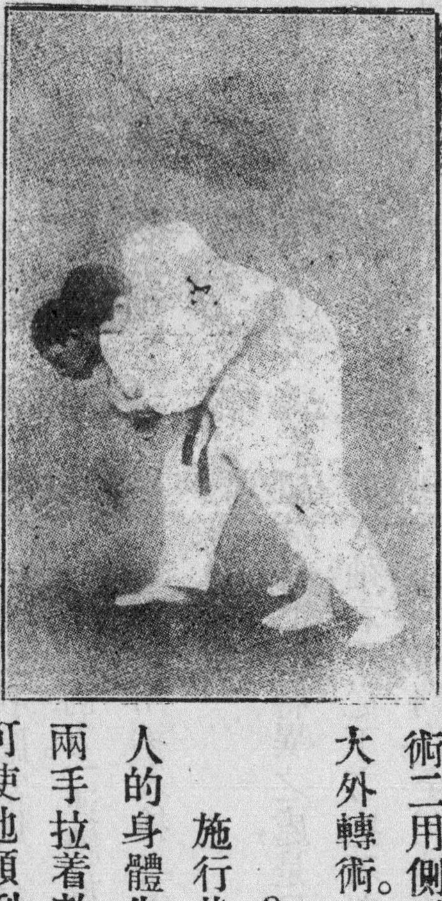

9. 浮轉術

施行此術，可以使敵人的身體失去重心，我用兩手拉着敵人的身體，便可使他傾倒。其術如下：兩人做出右自然體準備姿勢，我拉着敵人，使敵人把右足移到左足近邊，傾向他的右前方；或是我用左手把敵人拉到左下方，右手把敵人的身體推向下方，使敵人迴轉着倒下。第五十三圖是浮轉術的姿勢。「要訣」……在敵人右邊身體向前衝進的時候，我須要把右足向右方進行一步，使敵人的身體失却重心；兩手拉倒敵人，氣力須要强大，動作須要敏捷迅速。右手把敵人的身體推上去，向左扭轉；左手一面向左扭，一面向下拉；我的身體稍向後退，扭到左後方，使敵人投出倒下。「解法」……兩腿張開，不使身體失却重心，便可解

第五十三圖

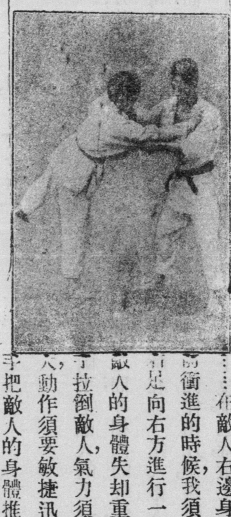

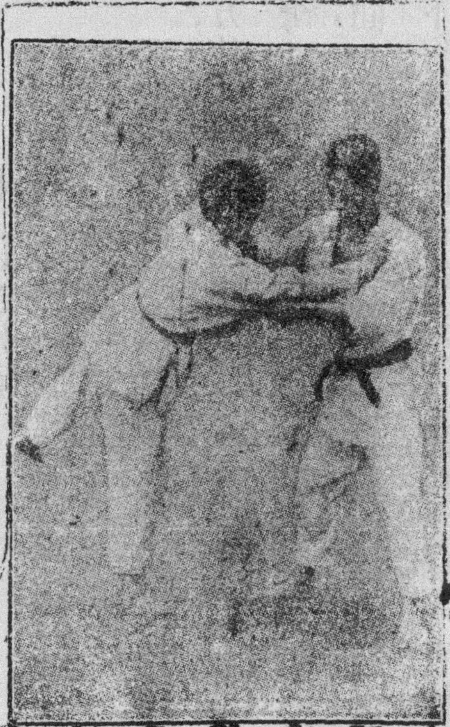

脫。「連續施術法」……施行此術之後，可以接連繼續着施術如下：一用落體術，二用浮落術，三用吊入足術。

四、眞捨身術

1. 把投術

兩人做出自然本體準備姿勢，我一面用兩手把敵人的上身拉到前方，使他傾倒；一面把右足踏進敵人的兩足之間在相同的時候使左膝彎曲把足心接觸敵人的下腹；我仰面向上，睡在地上；鑽入敵人身體下面；一面用兩手把敵人拉到前面，使他傾倒；一面伸出左足，踢開敵人的下腹，兩手抓着敵人的身體，急速的一直往下拉扯；這時，敵人必然迴轉着倒下。第五十四圖是把投術的姿勢。「注意」……用足踢起對方下腹的時候，不可踢着對方的睪丸。「要訣」……須要使敵人十分向前傾倒，不可離開敵人太遠右足深入敵人的兩腿中間，我的身體須要滑入敵人的體下足部；我的左足放在敵人的下腹部時，須要先使左膝彎曲，然後一面用力把敵人的身體踢上去，一面用手把敵人拉下來。施行此術的時候，手和足的動作須要一致。「解法」……敵人用此術的時候，我反轉上身，落下腰部，兩膝彎曲跪下便可解脫。又

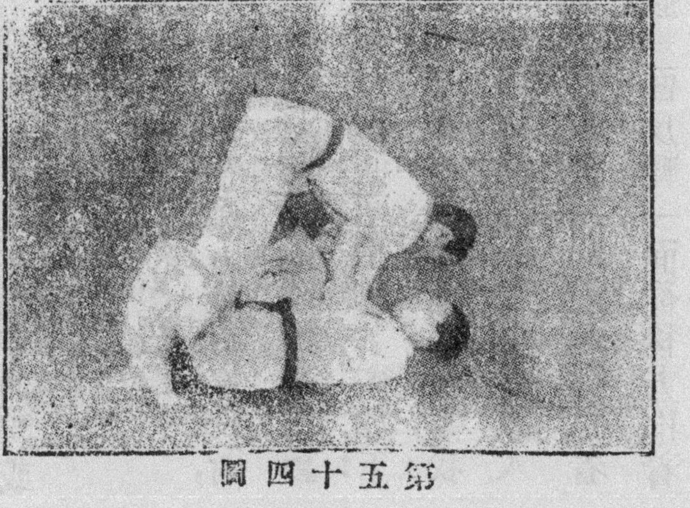

第五十四圖

法，被敵人拉扯的時候，我可以把身體橫着扭轉，兩手突出，橫着避開。或是用單手橫着揮去，把接觸下腹部的敵人之足掃開，也好。

第五十五圖

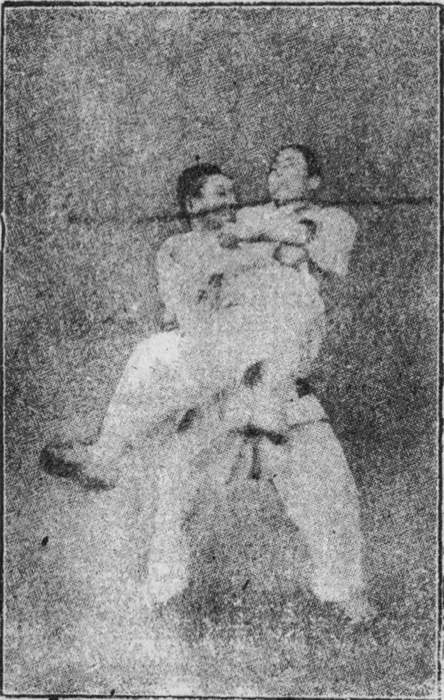

2. 裏投術

在敵人施行裏投術，或是腰術的時候，我用裏投術便可取勝。其術如下：在敵人用腰術的時候，我把腰部降下，左手從敵人的左後方，向前迴轉，抓着敵人前邊的腰帶；右手接觸敵人的右下腹，一面反轉，一面從後方抱着敵人；下腹跳起，我的身體向後邊左橫面臥倒，敵人必然從我的胸部，越過左肩，投出倒下。第五十五圖是裏投術的姿勢「要訣」……在敵人使用腰術的時候，我須要接連繼續着降下腰部，抱着敵身，下腹跳起，仰面臥倒；所有各種動作，須要迅速進行，不可間斷。「解法」……被敵人抱了起來的時候，用自己的足，拐敵人的足，便可解脫。

3. 隅返術

兩人做出自護體準備姿勢的時候，我使敵人傾向他的右前方；敵人因爲避免傾倒，把身體的重心移到左方的時候，我把右足踏進敵人的左足內側；一面身體向右扭轉，一面彎曲左膝，使前脛部接觸敵人的右前股，向上踢去；用右手把敵人拉到我的肩胛近邊，左手把敵人拉上來，拉到我的右肩近邊；我的身體向右後方臥倒，向右扭轉的時候，敵人必然越過我的右肩，投出倒下。第五十六圖是隅返術的姿勢。「要訣」……須要用足氣力，使敵人向左前方傾倒。在這個時候，手和足的動作，須要敏捷一致。「解法」……敵人傾向左前方的時候，我可用小內拐術。又法，在敵人施行此術的時候，我把左手撐在地上，也可解脫。

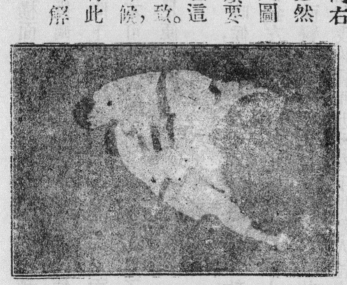

第五十六圖

4. 表返術

敵人用肩轉術，把肩胛鑽進來的時候，或是敵人把身體鑽入我的身體下面，將要拉我的腿的時候，全可以施行表返術。其術如下：在敵人鑽入我的身體下面，拉我的腿的時候，我立即用兩手，從敵人的背後，伸入兩腋下，把他抱到我的面前；我的身體，却反向後方臥倒；這時，敵人必然越過我的面上，向反對的方向投

第五十七圖

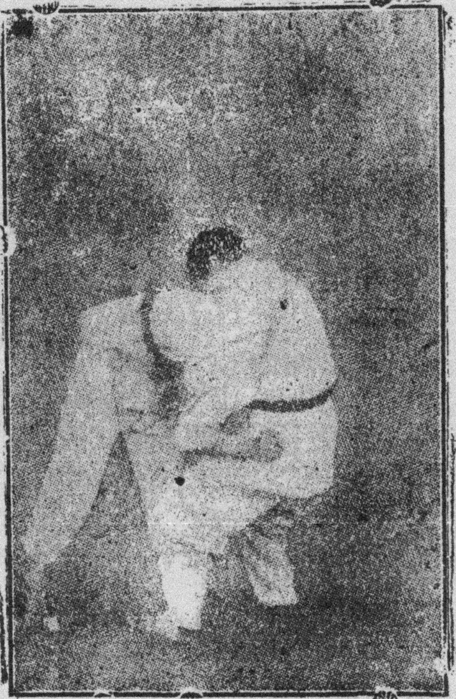

出倒下。第五十七圖是表返術的姿勢。

五、橫捨身術

1. 橫掛術

兩人用自然體準備姿勢，敵人右足向前踏出的時候，我用左手把敵人拉到右前方，使敵人的體重，移在右足上面；又在相同的時候，我一面用力拉扯敵人的身體，一面右足向右踏進一步，左足伸直；把足心接觸敵人右足的外踝，支持自己的身體；自己的身體反轉來，橫着傾向左後方，右手推開敵人，左手把他向下拉；這時，敵人的身體，必然和我的身體並行着投出倒下。第五十八圖是橫掛術的姿勢。「注意」……施行這種動作的時候，足的動作須要依着足掃術的方法；或是依着支吊入足術的動作，也有功效。「要訣」……支持身體的右足，須要和棒一般，伸直不動；左手用力拉扯，才有功效。向後傾倒的時候，須要左手急速把敵人拉向下方，右手推開敵人身體反轉，才能使敵人投出倒下。倘着腰部向後彎，上身向前屈，便難使用氣力。「

第五十八圖

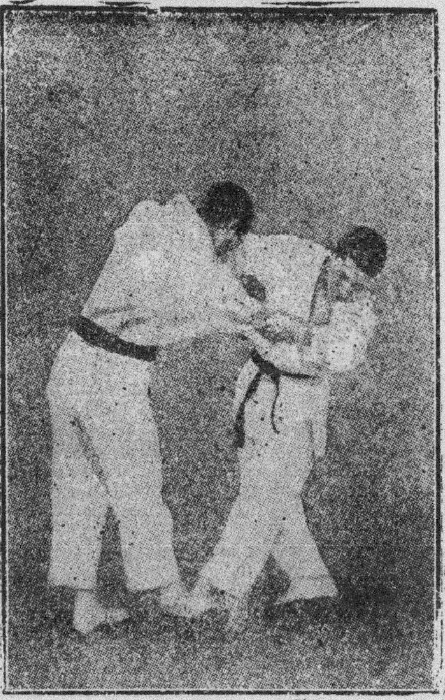

解法」……這種技術的解法，和支吊入足，掃吊入足術等相同。

2. 橫轉術

此術和裏投術相彷；但是，裏投術要把敵人抱上來，使敵人越過我的肩胛，向後方投出倒下；此術却只要抱着敵人，扭轉身體，使敵人橫着投出倒下。其術如下：敵人使用左邊腰術的時候，我依着裏投術的動作，降下我的腰部，把右肩鑽入敵人的左腋下，右手從敵人的後方，抓着敵人的右橫帶，左手抓着敵人的左前

第五十九圖

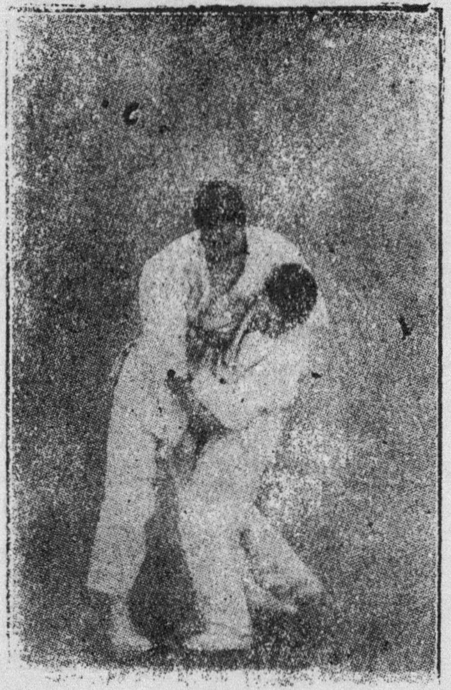

帶，使敵人身體的左邊，貼着我的胸部；我的左足踏進敵人的兩足中間；

又在相同的時候，使身體向右用力扭轉，反向右後方傾倒；這時，敵人必然向我的右橫方投出倒下。第五十九圖是橫轉術的姿勢。「要訣」……腰部須要十分降落，鑽入敵人的左腋下；我的身體在傾倒的時候，須要把左足向左前方踏進一步；挺出我的右前腰，使身體反向右方扭轉，才能有很大的功效。「解法」……上身須要十分向前彎曲，使敵人不能鑽入。又法，施行大內拐術，便可解脫。

3. 橫浮術

兩人做出自護體準備姿勢，我把右足退後一步，敵人便要傾向他的左前方。敵人因爲避免傾倒起見，所以把身體的重心移到右方；這時，我把右足踏進敵人的左足內側，左足踏出敵人的右足外側前方，右手吊起敵人，推到前邊，左手緊抱着敵人的右手腕，用力拉到我的左後方；

第六十圖

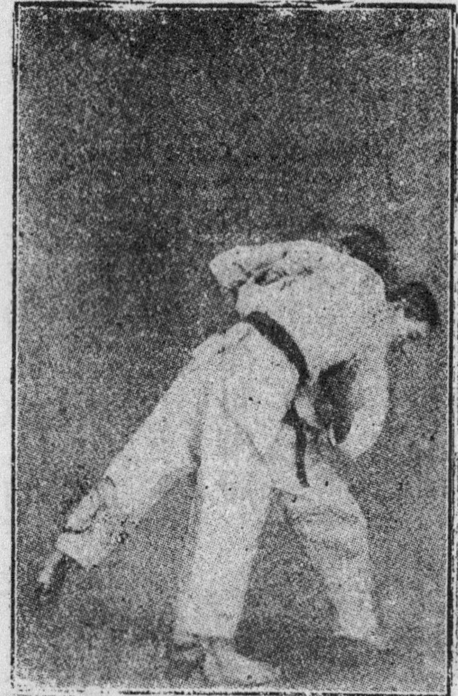

身體向左扭轉，仰着倒向左後方；這時，敵人必然向我的左橫方投出跌倒。第六十圖是橫浮術的姿勢。「要訣」……敵人傾向右方的時候，我把腰部降落，反轉身體，迅速用左手把敵人拉到右前方；右手把敵人的上身吊起推；出敵人身體的重心完全聚集在右足上面，便要投出跌倒。「解法」……敵人施行此術的時候，我把上身向前彎曲，用右足拐敵人的右足，便可解脫。

4. 橫落術

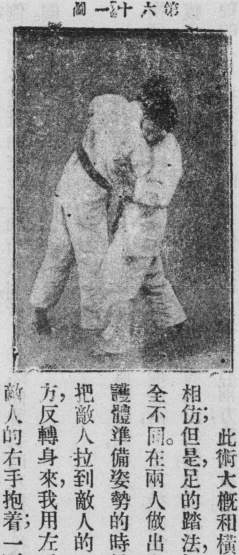

第六十一圖

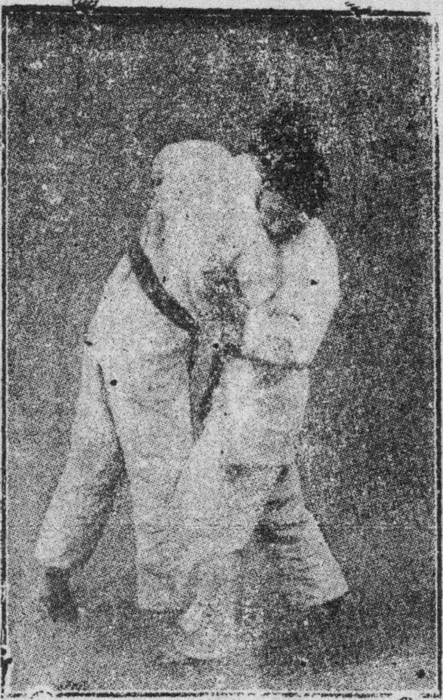

此術大概和橫掛術相彷；但是，足的踏法，却完全不同。在兩人做出右自護體準備姿勢的時候，我把敵人拉到敵人的右前方，反轉身來，我用左手把敵人的右手抱着；一面拉他的右手，一面把左足從外踏入，踏到敵人的右足和左足的中間（在

這個時候，敵人的右足踏出在前，左足在後）右足踏到敵人的右足內側；我的身體扭向左後方，仰面臥倒，敵人必然向着我的左横方投出跌倒。第六十一圖是横落術的姿勢。

5．捲入捨身術

敵人施行腰術，不能成功，退回原來位置的時候，我施行捲入捨身術，便容易見效。其術如下：在敵人施行右邊掃腰術，不見功效，因爲要回復自然體的位置，右足後退的時候，我把身體向左扭轉，用抓着敵人右袖的右手，抱着敵人的右手腕，把敵人拉向右前方；我的右足，從敵人的右足外側，踏進右後方，突然張開；我一面使上身向左扭轉，一面把右手伸過敵人的頭上，向左方突然捲入，衝進我的身體；這時，敵人的身體，在我的右腰上面，必然順着我的身體投出跌倒。第六十二圖是捲入捨身術的姿勢。「要訣」……敵人的右足向後踏進的時候，從我的右足尖起，直到腰部和上身，不可彎曲；從足尖到頭部，須要伸成一直綫，扭轉身體而捲入。我的左手緊抱着敵人的右手腕，不可離開。「解法」……大概和捲入術相仿；但是，我的身體須要向右扭轉，用左前腰推頂敵人的臀部，扯開被敵人抓着的右

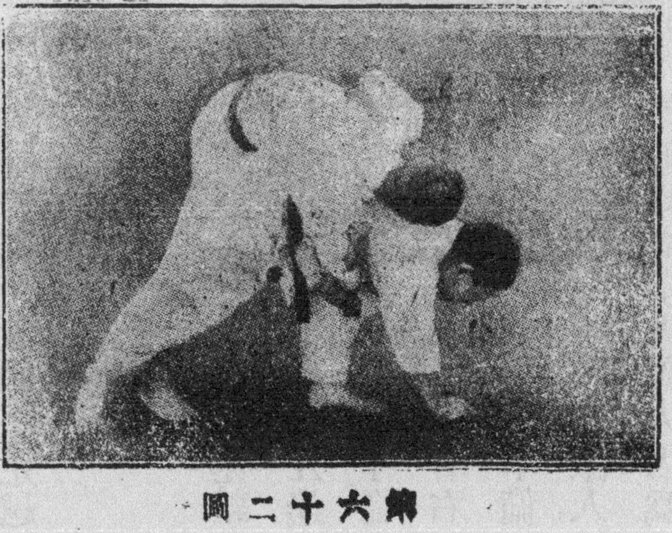

第六十二圖

手，便可解脫。在這個時候，決定不可抱着敵人的身體。又法，我的右足越過敵人的右足，施行橫落術，也是很好的解法。

6. 橫分術

第六十三圖

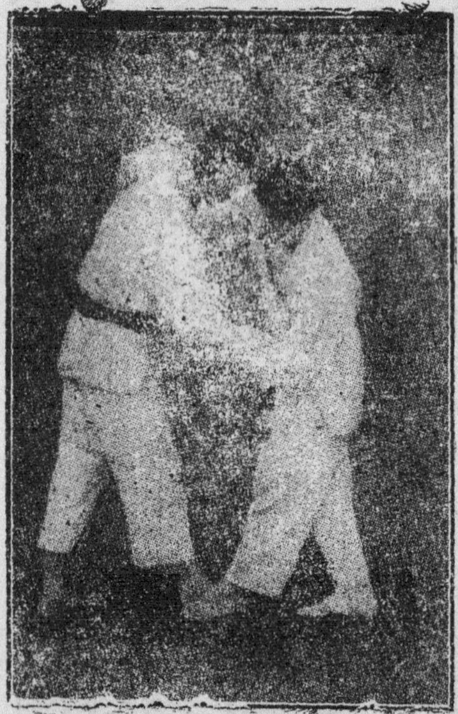

兩人互用右手，從對方的左手之下，抓着左邊外方的衣袖；又用左手，從敵人的右手上面，抓着右橫帶，做出右自護體準備姿勢；我用兩手，拉着敵人，使他傾向前方；敵人因爲

避免傾倒，所以把身體退後。這時，我把敵人推向右後方，使他的體重移向右足後方又在相同的時候，把我的右足踏進敵人的右足前方左足照着出足掃術的動作，把足心接觸敵人的右足外踝，向我的右足前方掃去；左手抓着敵人的右橫帶，拉向左方；右手向上推敵人的身體；我的身體向左扭轉，橫着衝進；敵人便要順着和我平行的方向，投出跌倒。第六十三圖是橫分術的姿勢。

7. 蟹捨身術

兩人做出自然體準備姿勢的時候，我可以先使敵人傾向敵人的右前方；這時，敵人因爲避免傾倒，所以左足向前踏出，把身體的重心移到左方。我在這個時候，一面用右手抓着敵人的左邊外方衣袖，一面使我的右足膝裏面，接觸敵人的前股上面；又使左足前膝，接觸敵人的後股下面；我用兩足前後夾着敵人的大腿，橫着身體，左手撐在地上，右手用力把敵人拉到左後下方；這時，敵人必然投出倒下。第六十四圖是蟹捨身術的姿勢。

「要訣」……敵人傾向左前方，必然伸出左足。我須要橫着身體，伸出兩足，把敵人的股部夾住；右手用力，把敵人拉向後方。在敵人施行足掃術的時候，我

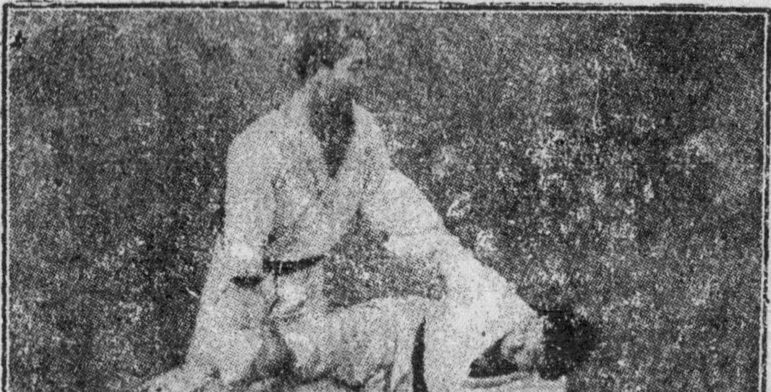

第六十四圖

用此術，便有很大的功效。「解法」……在敵人施行蟹捨身術，用兩腿把我的身體夾住的時候，我的身體須要向前彎曲，避開他的兩足。又法，我退向後方，便不致被敵人夾住。

8. 抱分術

敵人用右邊跳腰術，不能成功，向後退的時候，我立即把左手從後方轉過來，伸入敵人的左腋下，抓着他的左襟；我的左足踏進敵人左足的左前方，右足踏進敵人的兩足之間的後方；我用兩手抱着敵人的下腹部，降下我的腰部，把敵人抱起來，一面身體反轉，一面向左扭轉；我仰向右後方的時候，敵人必然越過我的身體，向右方投出跌倒。「注意」……在敵人的右後方，不容易抱着敵人的時候，可以轉到敵人的左後方，施

第六十五圖

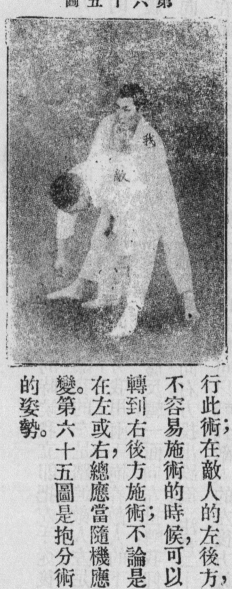

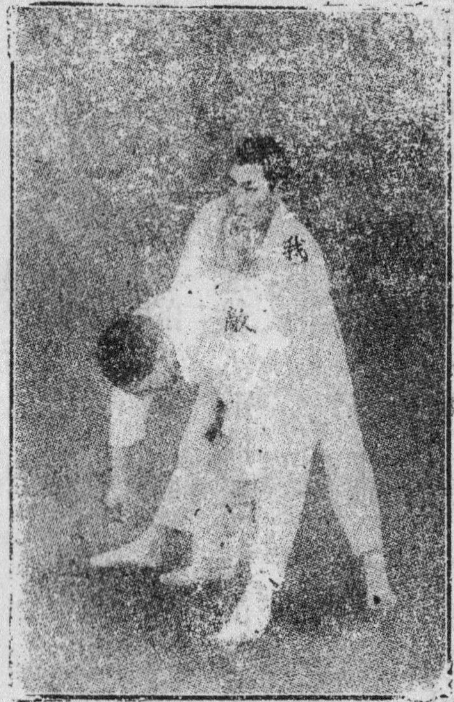

行此術；在敵人的左後方，不容易施術的時候，可以轉到右後方施術；不論是在左或右，總應當隨機應變。第六十五圖是抱分術的姿勢。

▲固術之說明

固術中間，有抑壓術，絞絕術，關節術三種。抑壓術是用種種方法，抑壓敵人，制止他的自由行動；照着普通比試武藝的規則，完全抑壓敵人，經過三十秒鐘以上的時候，便作爲得勝了。絞絕術是絞敵人的咽喉，加以壓迫，使他停止呼吸之術；在比試武藝的時候，倘若怕對方停止呼吸，有性命之憂；那末，可以絞着對方的咽喉，輕輕的叩打三回以上，便作爲得勝。關節術是逆取敵人的關節，使他感覺疼痛，失去抵抗力的技術。照着現今日本的比試武藝規則，除了臂關節以外，對于其餘的關節，全不許比試，以免受着重傷。所以在本書中間，只說明對于臂關節的施術法。

一 抑壓術

1. 根本固術

敵人仰面向上而臥，我在敵人的右邊，左手伸到敵人的左腋下，抓着敵人的右手腕，把右臂緊緊的抱着；右手從敵人的身上，伸到左肩下；或是從他的左肩上伸過去，抱着他的頭；使我的右腰部貼着敵人的右腰；臀部降下，右足從敵人的右手下面伸出，膝頭在敵人的右肩下；左膝稍微彎曲，左足向着後方；我的顏面右方，貼着敵人顏面的右邊；身體向前彎曲，把敵人壓着，使他不能自由行動。第六十六圖是根本固術的姿勢。「要訣」……下腹用力，

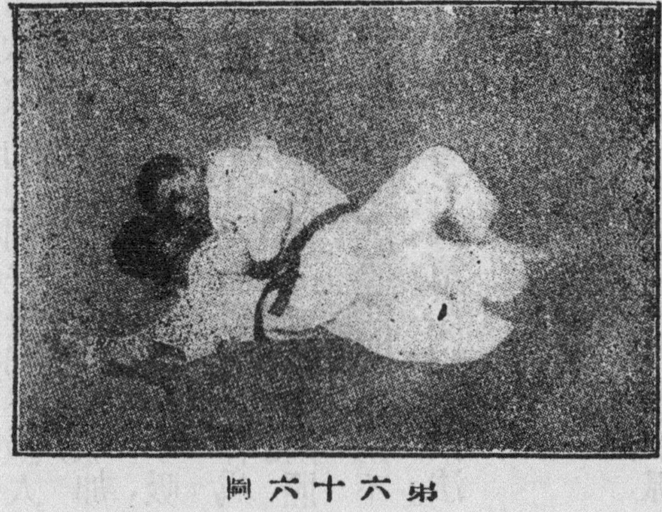

第六十六圖

使我的腰部，密切接觸敵人的右腰部；左手緊抱着敵人，用力壓抑，不讓敵人的右手拔出。把敵人拉到他的左邊的時候，我的身體的重心，須要移到敵人的右邊，右手壓迫敵人身體的右面，便容易成功了。「解法」……我被敵人壓着的時候，身體向右扭轉，降下右肩，拔出被抱着的右手腕，便可解脫。又法，把被抱着的右手，抓着敵人的前邊腰帶推出去，左手抓着敵人的後邊腰帶，腹部橫着接近敵人的背部；把敵人的身體向上拉到我的頭部，兩手用力，身體向左扭轉，把敵人拉到左邊；或是在這個時候，我把腰部向後彎曲，右膝彎曲，右足進入敵人身體和我的腹部中間；返轉身體把敵人推開，也好。

2. 撳倒固術

根本固術，只是使敵人上身傾倒；傾倒固術，却是用我的胸部，壓着敵人的胸部；我用左手抱着敵人的頭，從敵人的右腋下，彎曲手臂而入；手掌向下，壓着敵人的右肩；用我的右手，抱着敵人的左手腕；其餘的動作，和根本固術相同。第六十七圖是傾倒固術的姿勢。

「要訣」……大概和根本固術相仿；但是，應當特別注意的事情，是從敵人的右腋下，突出左臂，彎曲着抱敵人的右

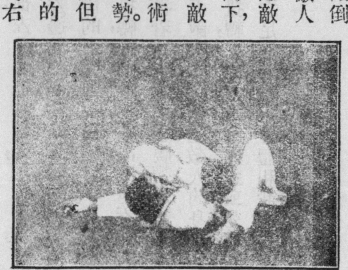

第六十七圖

胸部；右手拉扯敵人，不使它橫着避開。在敵人用力抬起的部分，我用體重把它壓着，不使他抬起身來。「解法」……也和根本固術的解法相仿；身體向左扭轉，臀部向後退，身體屈曲，左膝彎曲，左足伸入敵人的左邊腰部和我的腹部之間；又用我的左手，抓着敵人的前邊腰帶；突然離開，使我的足膝插入敵人的兩腿之間；其餘的解法，和根本固術相同。

3. 肩固術

敵人仰面向上而臥的時候，我從腰部降下，依着根本固術的要訣，右手從敵人的左肩抱着他的頭，左手推上敵人的右手臂，又在該手臂的右邊，把我的頭推敵人頭部的右邊；更把敵人的右手腕，夾在敵人的頭和我的頭之間；我的左手腕，從左邊伸入敵人的後頭下邊；我的右手緊緊的握着敵人的右手腕，把他壓着。第六十八圖是肩固術的姿勢。「要訣」……不使敵人的右手腕拔出，用我的頭和兩手腕，緊抱着敵人的右手腕和頭。照着這樣，敵人便不容易避開了。「解法」……雖然也可應用根本固術的解法；但是，要解脫肩固術的壓迫，却很困難。最好的方法，是右臂用力，左手幫助着，把敵人的頭推到右邊，使敵人的頭和我的頭中間發生空隙；把右手

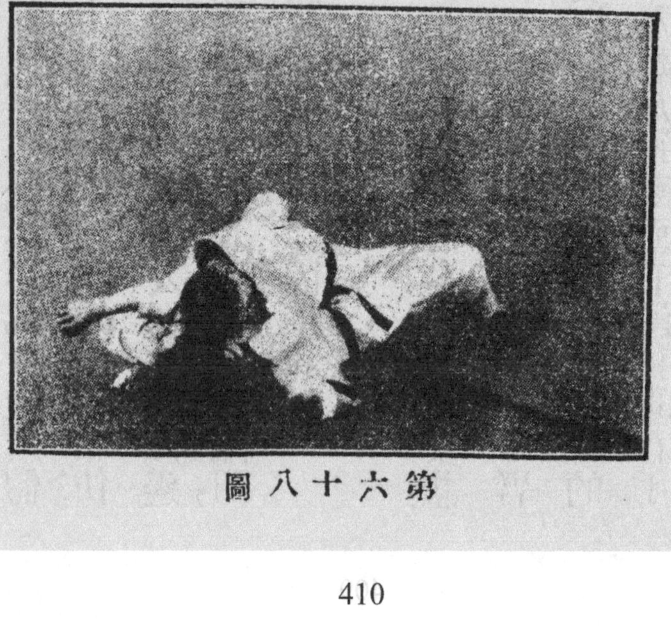

第六十八圖

腕向上拔出，便可避開。其餘的解法，也和根本固術相同。

4. 上四方固術

敵人取仰面向上而臥的姿勢，我在敵人之頭的上方坐正，兩膝充分橫着張開，腰部落下，把我的下腹部壓着敵人的顏面；把我的顏面接觸敵人的腹部（即前邊腰帶之處），使我的胸部和敵人的胸部密切貼着，壓迫敵人；我的右臂屈曲，使該手臂接觸敵人的右

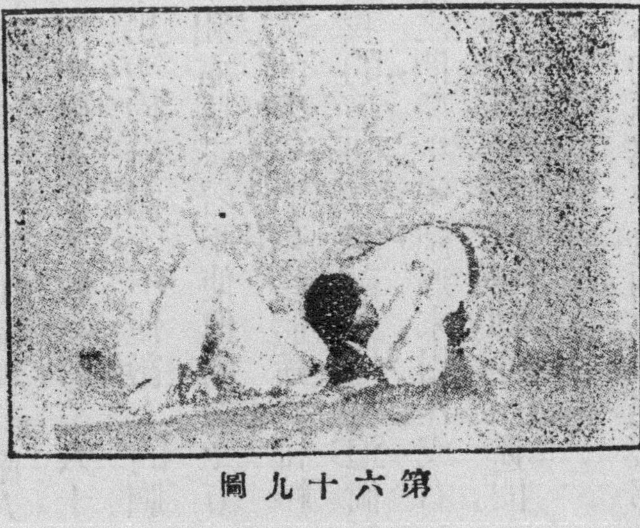

第六十九圖

手臂從敵人的右手腕之外，抓着敵人的右横帶；我的左手腕，抓着敵人的左横帶；兩手臂夾着敵人兩手和下腹，用力壓着敵人的身體。第六十九圖是上四方固術的姿勢。「要訣」……用力抱着敵人，不使敵人的胸部和我的胸部之間發生空隙。我用右手和右胸壓着，不使他向右上方避開。「解法」……我用左或右手推，敵人的左或右肩，身體横着扭轉避開。又法，用右左兩手，推敵人的兩肩，使我的肩胛脫開敵人的壓迫；倘若在這個時候，敵人的胸部和我的胸部之間，發生空隙；那末，用左或右手，伸入敵人的腋下，推開敵人的膝，拔出頭部，身體横着扭轉，便可避開。

5. 撳倒四方固術

敵人仰面向上臥着的時候，我在敵人的頭部地方，兩膝張開，腰部降落，坐着，用我的腹部、胸部、頭部，壓着敵人；我的右手腕抱着敵人的右手腕，從敵人的右肩下抓着後襟；左手從敵人的左手下抓着左橫帶，把我的體重稍微移到敵人的左方；再依着上四方固術的要訣，壓着敵人的身體。第七十圖是傾倒四方固術的姿勢。「要訣」……右手腕用力，抱着敵人的右手腕，把它壓制着；左手彎曲着手臂壓着敵人的身體，使它不能扭轉。「解法」……左

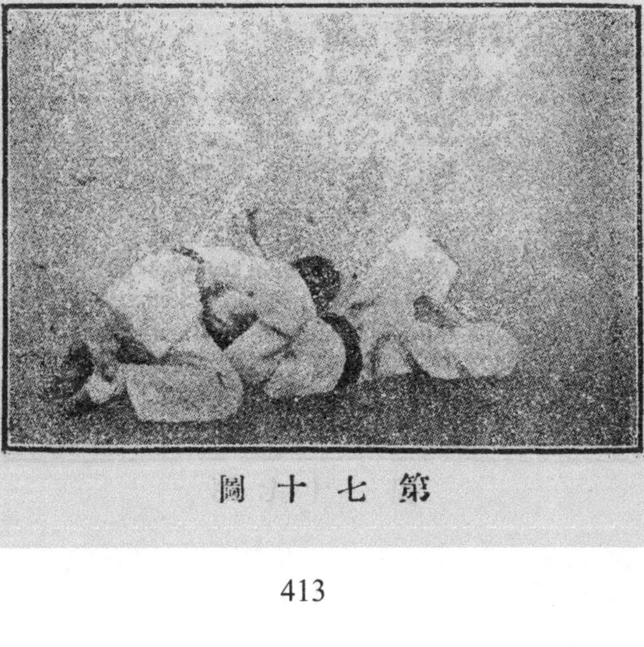

第七十圖

手推敵人的左肩，身體向左扭轉，避開敵人的壓迫；或是拔出被抱着的右手，藉以解脫。其餘的動作，和上四方固術相同。

6. 横四方固術

敵人仰面臥着，我在左邊坐着，張開兩膝，降下腰部，左腿膝頭在敵人的左腰側邊，右膝頭在敵人的左腋下；我的右手從敵人的左肩上伸入，抓着後襟，左手從敵人的兩股中間伸入，抓着

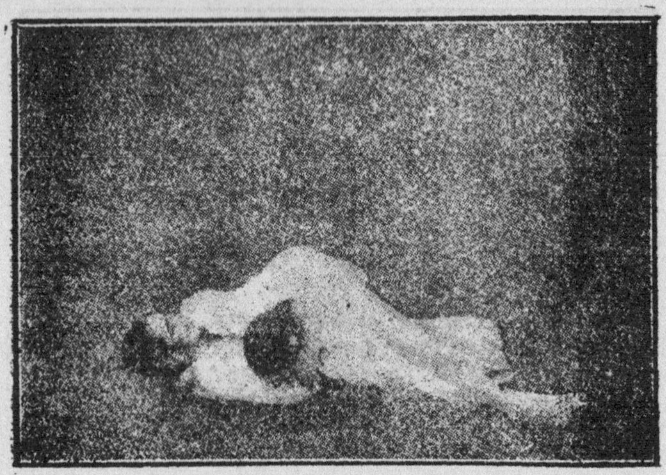

第七十一圖

右邊後方的腰帶，橫着壓住敵人的身體。第七十一圖是橫四方固術的姿勢。「要訣」……用我的兩手，充分拉着敵人，把他壓迫，使敵人的身體不能扭轉。又在這個時候，須要利用我的頸部，壓制敵人的身體。「解法」……用我的右手，推敵人的右肩，我的左手從右方拔出手臂用力，推開敵人。又在這個時候，我的身體向左扭轉，橫向着彎曲左膝，把左足伸入敵人的左膝和我的左腰之間；把敵人的身體，夾在我的股間，便容易解脫了。

7. 縱四方固術

敵人仰面向上臥着，我做騎馬勢，騎在他的腹上，向前俯伏；使我的腹部胸部，和敵人的腹部胸部密切貼着，兩膝張開，稍微屈曲，用兩足尖夾住敵人的臀部；我的顏面左邊，推壓敵人的顏面傍邊，我的右腕，從敵人的左手腋下，緊抱着左手腕；又用左手腕，從敵人的右肩，抓着後襟，壓住敵人的身體。第七十二圖是縱四方固術的姿勢。「要訣」……下腹部用力壓迫，用我的右手腕，抱着敵人的左手腕；緊緊的抱着，使他不能自由動作。「解法」……仍舊取仰面向上的姿勢。兩足屈曲，腹部高抬，身體扭轉，左手把敵人的右足

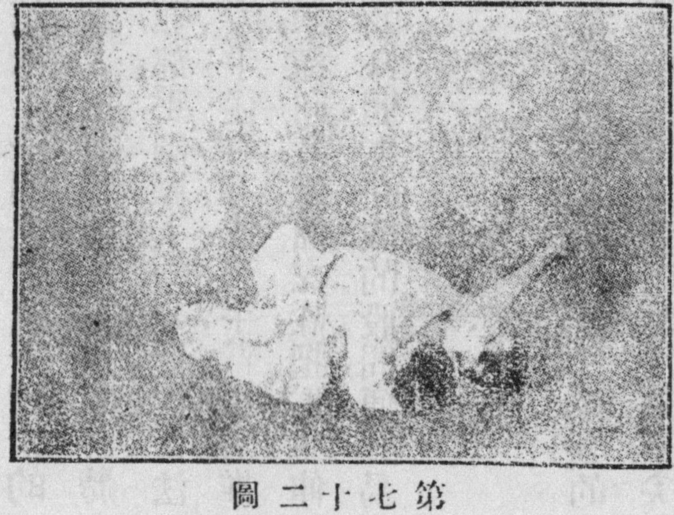

第七十二圖

膝，推到足部，藉以解脫。用我的右手，推敵人的左膝，我的右膝移到外邊；把敵人夾在胯間，便容易解脫了。

二、絞絕術

1. 逆十字絞術

在敵人仰面而臥，我可以騎在他的身上，施行絞術；或是我仰面而臥，敵人騎在我的身上的時候，也容易施行絞術。倘若我騎在敵人的身上，施行絞

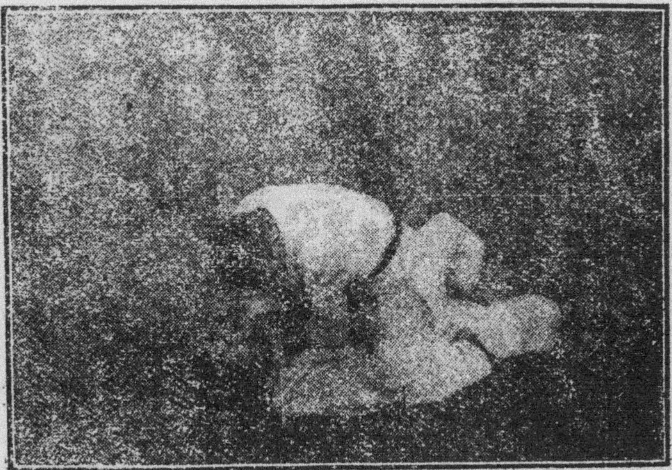

第七十三圖

術；那末，用我的右手，四指在內，拇指在外，抓着敵人的左襟；左手也和右手相同，抓着敵人的右襟；我交义着兩手腕，把頭接觸着拇指的側邊，絞敵人的頸部；這時，利用我的體重，把敵人拉到我的近邊，施行絞術，更有功效。第七十三圖是逆十字絞術的姿勢。

2. 並十字絞術

這種絞術，和前邊所說的逆十字絞術相仿；它的特異之處，只是抓敵人

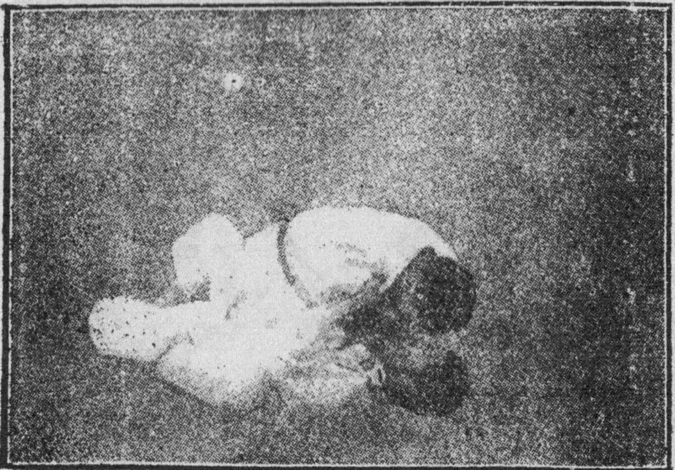

第七十四圖

的衣襟之法不同；逆十字絞術是用左右兩手，四指在內，拇指在外，抓着敵人的衣襟，用拇指絞敵人的頸；這種並十字絞術，却是拇指在內，四指在外，用小指施行絞術。其餘的方法，也和逆十字絞術相同。第七十四圖是並十字絞術的姿勢。

3. 單十字絞術

敵人仰面而臥，我騎在敵人的身上，照着縱四方固術的動作，把敵人壓

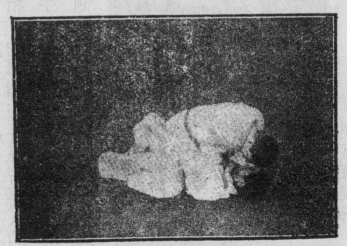

第七十五圖

柔術入門

迫；用我的左手，和逆十字絞術相同，四指在內，拇指在外，抓着敵人的右襟；使該拇指的側邊，接觸敵人的頭；右手和並十字絞術相同，拇指在內，四指在外，抓着敵人的左襟；使小指的側邊，接觸敵人的頭，兩手交叉着，絞敵人的頸部。這個時候，把我的胸部，推壓敵人的顏面；利用體重，施行絞術；我用這種絞術，敵人很難防禦。第七十五圖是單十字絞術的姿勢。

第七十六圖

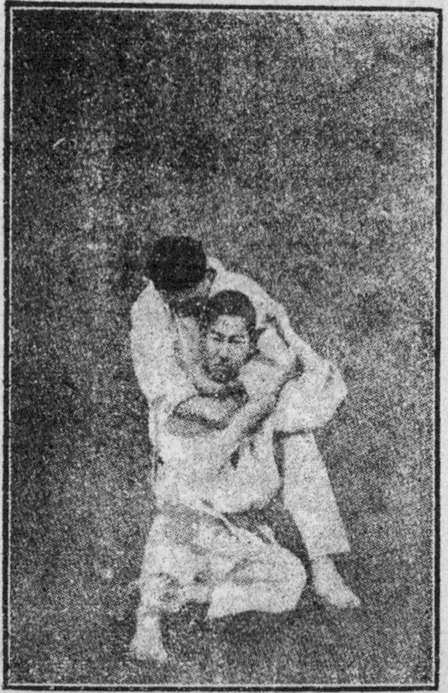

4. 送襟絞術

我在敵人之後，把敵人的身體，夾在兩足中間，我的右手，從敵人的右腋下邊，拇指在內四指在外，抓着敵人的左前襟；左手從敵人的左肩，沿着頭部，拇指在內、四指在外，抓着敵人的右襟，把左手的拇指，接觸頭部；一面向左方絞，一面把我的上身反向後方；右手向右下方拉扯，左手沿着頭部，向左後方用力絞去。這時，我的胸部和敵人的背部之間發生空隙，敵人必然要用兩手推開我的左手，從下方拔出頭來，身體扭向後邊，希圖解脫；所以我當用力把敵人絞緊，不使敵人解脫。第七十六圖是送襟絞術的姿勢。

5. 片面絞術

我立在敵人的後方，右足跪着，左足膝頭突出，下腹部接觸敵人的後邊腰部；左手從敵人的左肩伸出，沿着頭部，拇指在內，四指在外，照着送襟術的動作，抓着右襟；右手從後方伸出敵人的腋下，通過肩胛，移到後頭部，用手掌推該後頭部到前邊下方；右臂向上拉住敵人的右手腕，左手向左邊後方絞敵人的頸部。施行這種片面絞術，雖然稍微困難；但是既已絞着之後，便不容易解脫。第七十七圖是片面絞術的姿勢。

第七十七圖

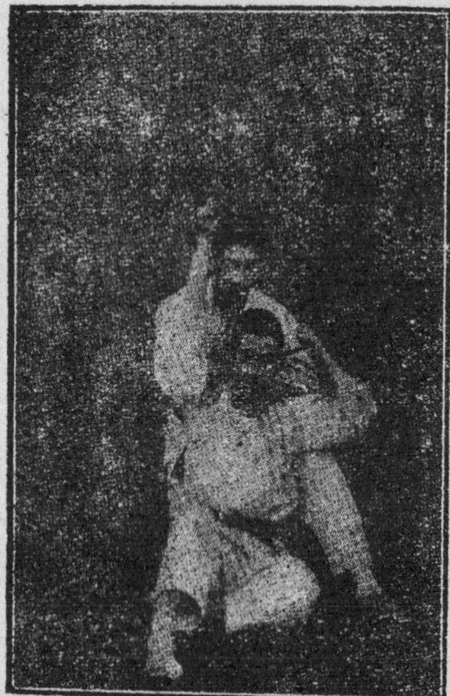

6. 裸體絞術

敵人坐着，我在他的背後，用左手伸過敵人的左肩，緊緊的抱着敵人的頭；把該手腕伸到右肩，插入我的彎曲的右臂中間；用彎曲的手掌，把敵人的後頭部，推到前邊；左手用力，絞敵人的頸部。這時，用我的兩足夾着敵人的身體也好；單腿跪着，身體退後，施行絞術，也有功效。第七十八圖是裸體絞術的姿勢。

第七十八圖

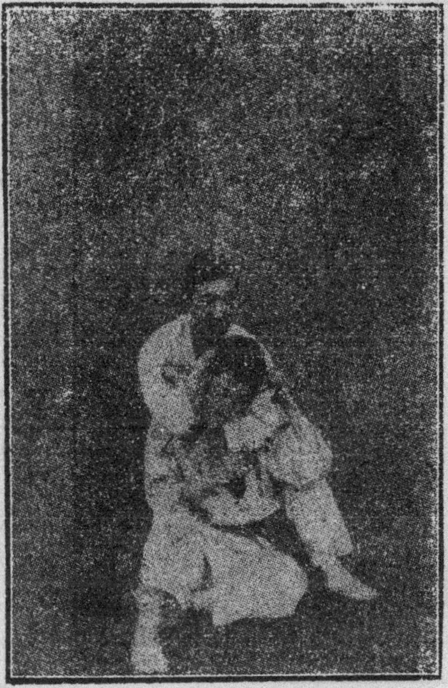

7. 抱首絞術

這種絞術，和裸體絞術相仿；兩人相對立着，敵人施行肩轉術，鑽入我的身體下面的時候，我用右或左手，把敵人的頭抱在腋下；又用另外一隻手，握着抱頭的手，兩手互相幫助着用力抱住，不使敵人的頭拔出；我的身體稍微反轉，施行絞術。第七十九圖是抱首絞術的姿勢。

第七十九圖

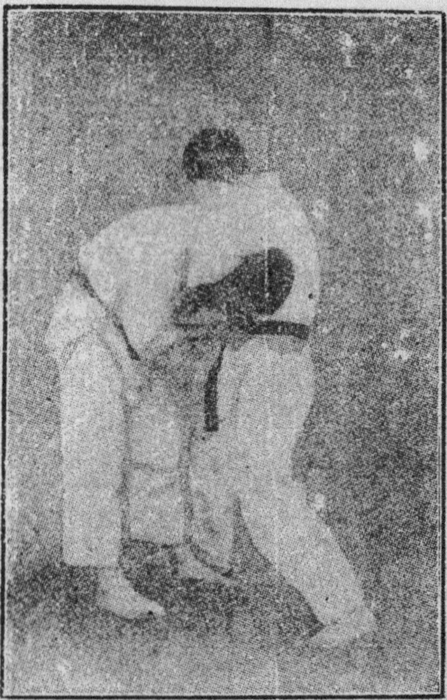

8. 轉袖絞術

我在敵人的背後，把敵人的身體，夾在兩大腿中間；我的右手從後方伸出，拇指在外，四指在內，抓着敵人的左襟；左手從敵人的右肩上伸出，四指在外，拇指在內，抓着敵人的左橫襟；右手拉到右方，左手拉到左後方，兩腕交叉，把頭接觸敵人的左襟，施行絞術。這時，我一面使上身反向後方，一面絞敵人的頸部。在施行

第八十圖

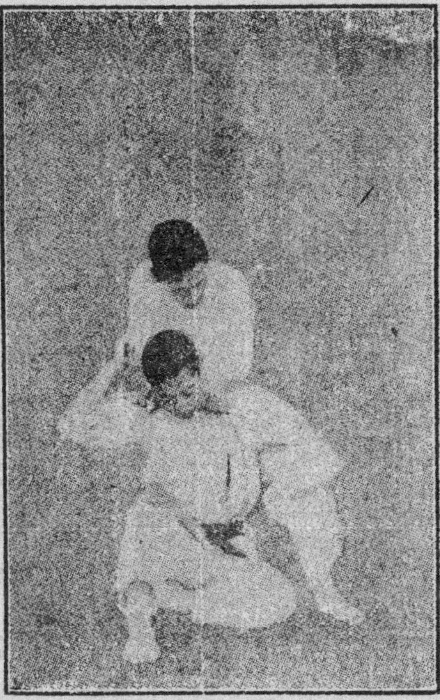

這種絞術的時候，敵人必然把身體向左扭轉，把頭從我的兩手腕間拔出，希圖解脫；所以我對于這種解法，須要特別注意，以免被敵人解脫。第八十圖是轉袖絞術的姿勢。

9. 突入絞術

敵人仰面向上臥着的時候，我騎在敵人的腹上，右手抓着敵人的左前襟，把該衣襟沿着敵人的頭，轉到右肩胛；我的左手抓着敵人的右橫襟，使它

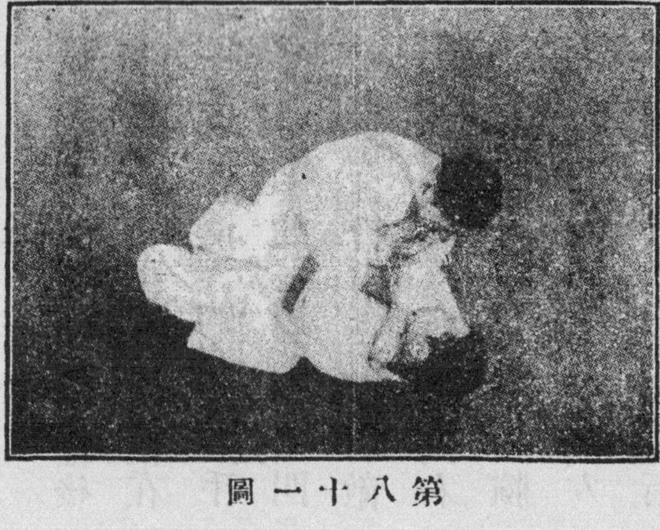

第八十一圖

不能轉動；左手拉扯，右手推壓，便可施行絞術。這種絞術，雖然沒有很大的功效；但是，有時也能見效。施行此術的時候，我的右臂不可十分伸直，以免被敵人施行關節術。第八十一圖是突入術的姿勢。

10 手腕絞術

我仰面向上臥着，把敵人的身體夾入兩大腿中間；右手抓着敵人的右襟，四指在內，拇指在外；左手抱着敵人

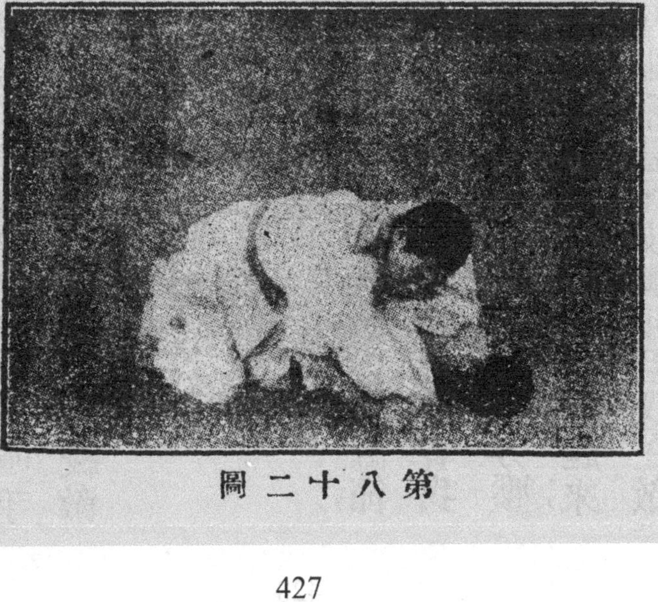

第八十二圖

的後頭部，使敵人的顏面接觸我的胸部，我的右手拇指傍面貼着面，手臂伸到敵人的左肩近邊，施行絞術。這時，我的左手抓着我的右臂，絞敵人的頸部，很有功效。第八十二圖是手腕術的勢姿。

三、關節術

1. 緘腕術

敵人仰面向上臥着，我可以從敵人的上面，對于敵人的左臂關節，施行緘腕術。其術如下：我照着擲倒固術的動作，在敵人的右邊伏着；我的左手把敵人的左手，從裏面伸過去抓着，向敵人頭部的左邊上方壓着；我的右臂彎曲着，從敵人的左腋下伸入，向上把敵人的身體抱起來；左手握着敵人的左手腕，逆着扳他的手臂關節。這種技術，非但我在敵人上面的時候可以施行，並且敵人在上面壓着我的時候，也可應用。這種技術的要訣，是用我的右手把敵人抱起來，左手握着敵人彎曲的手腕，向該手臂伸直的方向壓迫。第八十三圖是緘腕術的姿勢。

2. 挫腕十字固術

敵人仰面臥着，我在他的左邊，左膝着地，使兩脛接觸敵人的左邊胸部，把脚伸入敵人的左腋下；右腿伸出，舉

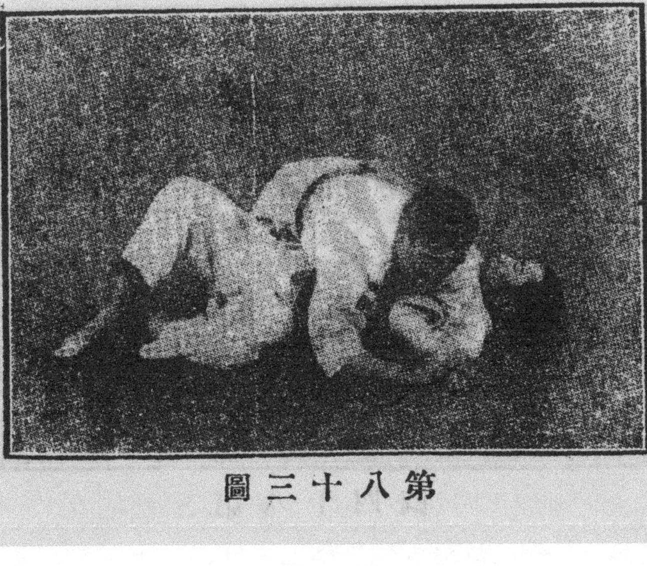

第八十三圖

到敵人的頭上；我的胯放在敵人的左肩邊，夾着敵人的左手腕；我用左手（或是兩手）把敵人的左手腕拉到我的身體近邊，使手掌向上；把我的身體仰向後方，右足用力壓迫，抬起我的腹部，把敵人的左手腕拉直，稍微向左扭轉，逆着扳敵人的手臂關節。這種技術，非但仰面向上的時候可以施行，並且俯向敵人的時候也可以施行。這種技術的解法，最容易的，是用我的右手，推

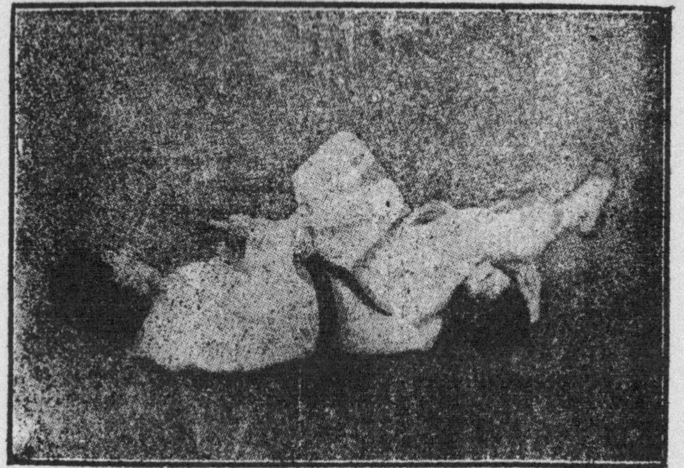

第八十四圖

開敵人的右足，使頭移到外邊，便可解脫。第八十四圖是挫腕十字固術的姿勢。

3. 挫腕固腕術

這種技術，却和挫腕十字固術相反。其術如下：敵人仰面向上臥着，我在他的左邊，施行抑壓術的時候，敵人伸出右手，推我的左肩；或是敵人伸出右手，將要抓我的衣襟的時候，我用兩手，從速抱着敵人的頭，使敵人的手腕，越

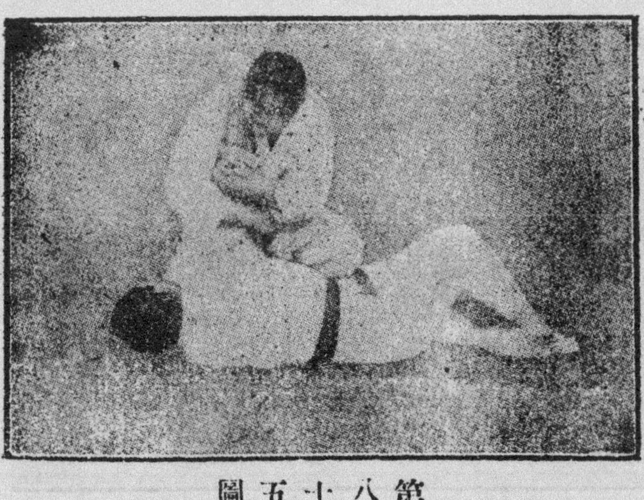

第八十五圖

過我的肩胛；我的右手腕緊緊的抱着敵人的頭，左足跨着敵人的身體；用我的內股，壓迫敵人的右横腹部；右足跪着，使膝頭接觸敵人的胸部；把我的左肩，突出到前邊；用我的兩手，把敵人的右手腕拉到我的胸部，逆着扳敵人的右臂關節。第八十五圖是挫腕固腕術的姿勢。

4. 挫腕固膝術

我仰面向上，做出睡着的姿勢，敵

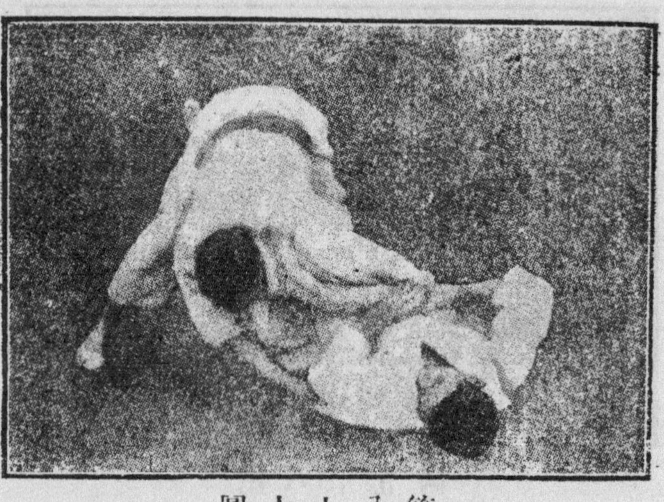

第八十六圖

人將要向我施行壓抑術或是絞術的時候，我把敵人的身體，夾在兩股之間，我的右手，把敵人的左手腕拉到我的右腋下，緊緊的抱着左足放在敵人的前邊腰部近邊，使脚心接觸敵人的腰部；伸出敵人的左臂推開敵人的身體；我的右腿彎曲着，把膝的內側，對着敵人的左臂外面，向左下方用力壓迫；我的身體向左邊扭轉，逆着扳左臂關節。第八十六圖是挫腕固膝術的姿勢。

5. 挫腕固體術

兩人做出右自然體準備姿勢，敵人用右手抓着右襟的時候，我用右手，抓着敵人的右手腕，拉到我的胸前，右足退到左後方，身體向右扭轉；又在相同的時候，把右足踏進敵人的右足右邊；把敵人的右手腕，挾在我的左腋下，用左臂抱着，身體向右扭轉，把我的體重，移到左肩近邊；使敵人的右肩，對着我的背心；我仰面向上，壓着敵人的右肩；用我的右手，逆着拉敵人的右臂到我的右肩近邊，扳壓敵人的右臂關節。第八十七圖是對于左臂關節，施行技術的姿勢。右和左的方法，是相同的。

—（終）—

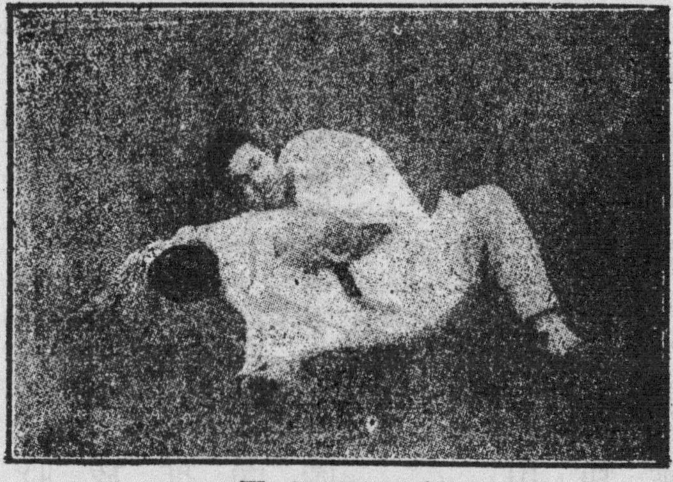

第八十七圖

柔術入門

定價大洋八角

版權所有

22,8,20.

中西書局

—15001—

不准翻印

編著者　虞山殷李源

出版者　上海武俠社

印刷者　中西書局活版部

發行所　上海望平街　中西書局總店

各省中西書店均有分售

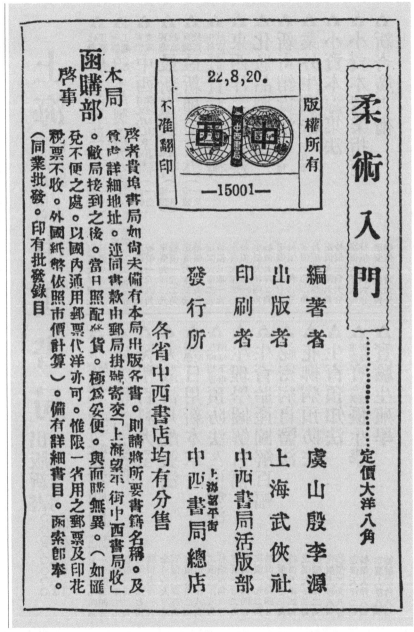

上海三馬路南首山東路中市 中西書局 出版新書特價發行

- ▲化學工藝 舶來品製造大全（精裝一册） 定價大洋四元 特價只收二元
- ▲化學工藝 舶來品製造大全續集（精裝一册） 定價大洋四元五角 特價二元二角五分
- ▲實業資庫 中西製造叢書（精裝一册） 定價大洋三元 特價一元五角
- ▲實業致富 最新畜養叢書（精裝一册） 定價大洋三元 特價一元二角
- ▲實業致富 最新種植叢書（精裝一册） 定價大洋三元 特價一元五角
- ▲中外名人致富歷史 實驗致富術 定價大洋二元 特價只收一元
- ▲東西洋化學商品製造法 定價大洋二元 特價只收一元
- ▲化妝品製造法 定價大洋四角 特價大洋二角
- ▲新奇銷貨法 一千種 定價大洋七角 特價四角二分
- ▲業外生利法 五百種 定價一元二角 特價八角四分
- ▲小資本籌集法 定價大洋六角 特價三角六分
- ▲小資本營業指南 定價大洋六角 特價三角六分
- ▲新奇廣告術 定價大洋六角 特價三角六分

- ▲（家庭自療法萬病不求人）中西新醫藥顧問 定價大洋二元四角 特價一元四角四分
- ▲處方學與配藥術 定價大洋二元 特價一元二角
- ▲醫學百科大全 定價一元七角 特價大洋一元
- ▲丸散膏丹配製法 全書一大厚册 實價大洋五角
- ▲科學說明 日用新本草 定價大洋二元 特價大洋八角
- ▲花柳梅毒淋濁下疳 預防法及治療法 定價大洋八角 特價四角八分
- ▲生理學圖解百幅 定價一元二角 特價八角四分
- ▲生育胎產圖解百幅 定價一元二角 特價八角四分
- ▲祕密病自醫法 定價大洋三角 特價大洋二角
- ▲花柳病預防法 定價大洋三角 特價大洋二角
- ▲生育預知法 定價大洋八角 特價四角八分
- ▲生育研究 實驗優生學 定價大洋二元 特價大洋八角
- ▲實驗生殖學 定價大洋八角 特價四角八分